U0033569

腸胃病的預防與健康管理

GASTROENTEROPATHY

守護腸胃從日常做起

☑ 腸胃觀念大掃除
☑ 健康之窗腸胃道
☑ 小毛病為大警訊
☑ 健胃整腸之關鍵

◎醫學菁英社／編著

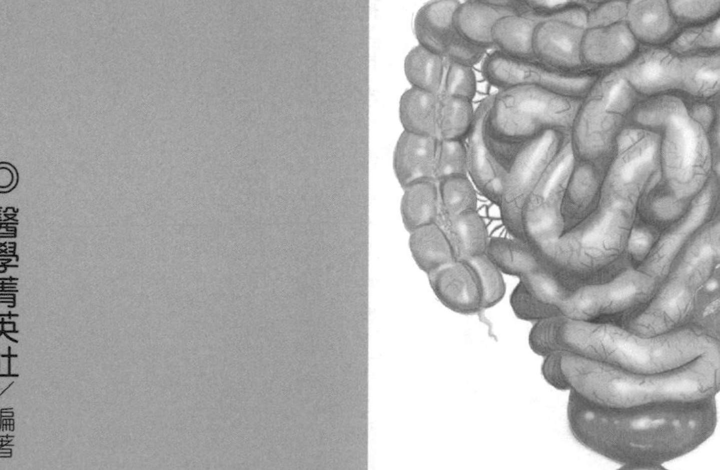

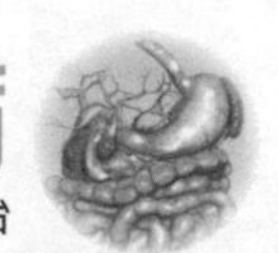

編輯室報告

提供健康知識，讓您做好健康管理。

首先你要先知道腸胃向來沉默地埋首苦幹，我們自然地吃，它自然地排。腸胃出問題通常會發出哀號的求救訊號，也許與其他器官相比，求救頻率顯著偏高，導致這些不適的警訊被視為「尋常」甚至「正常」，腸胃就是在這樣普遍的心態下，一步步被搞壞的。

本書提供您認識腸胃病、有效預防、飲食原則三大重點，循序漸進的剖析腸胃病問題，讓您更加了解腸胃健康的關鍵。

相信您一定想要做好預防勝於治療，良好的健康管理就是身體護理的唯一準則，秉持著專業、歸納解答、範例剖析、飲食建議等等，讓您有效預防及增強自我健康管理，針對正確觀念、預防調養、積極態度三大觀點來讓本書更加易懂實用，讓我們一同來認識腸胃病的預防與健康管理吧。

從了解腸胃構造功能到保健腸胃各種方法

腸胃不舒服本來就是很常見的問題，近年來許多人生活壓力大、功課壓力大，年節、歡樂時分有時會暴飲暴食，使腸胃問題又更增多，而許多疾病也從腸胃開始，腸胃健康是很重要的。這是一本內容豐富有趣的書，一開始有介紹腸胃的構造功能，這可幫助了解保健腸胃的方法，接著介紹各種腸胃問題，有便秘、痔瘡、乳糖不耐症、憩室炎、胃炎、消化性潰瘍、大腸激躁症、大腸癌、胃癌等，包括診斷治療的方法、致病因素、常用的藥物、症狀等，使讀者對腸胃問題有更深入的認識，這對執行保養腸胃是很有幫助的。

書中提及「腸胃觀念大掃除」，主要是討論一些常見的問題如：看便便就可以知道腸胃好不好？腸內為什麼需要益菌？用瀉藥或灌腸劑對付便秘，到底哪裡不好？長期便秘會引發痔瘡？聽說廁所蹲愈久，痔瘡愈容易發作？懷孕為什麼容易脹氣？乳糖不耐症與牛奶過敏的差別？慢性胃炎和急性胃炎的差別？胃藥也是造成胃炎的凶手？止痛藥為

腸胃病

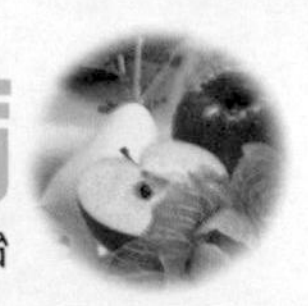

腸胃不適·百病不治

什麼也會引發胃潰瘍？要減少消化性潰瘍的復發，該怎麼做？壓力與負面情緒如何引發大腸激躁症？要怎麼分辨大腸激躁症與其他腸胃疾病？為什麼飯後運動會傷胃？適當的運動能改善脹氣的不適？什麼樣的運動有助於改善胃潰瘍？這樣問答的方式生動有趣。

書中還提出許多有用的保建知識，探討地瓜、秋葵、菇類、山藥、薑、乳酸飲料、寡糖對腸胃的影響，該怎樣吃才能得到益處。作者探討檸檬汁、鳳梨、牛奶對腸胃究竟是不是好東西？有胃病的人，到底該飯前還是飯後吃水果？奇異果、香蕉、膳食纖維、海藻類、蒟蒻究竟可否改善便秘？蜂蜜、蒟蒻對痔瘡患者有沒有幫助？痔瘡患者能不能吃菇類？豆類容易造成脹氣，究竟該怎麼吃才好？蔬果吃太多反而容易脹氣？寡糖也容易造成脹氣？哪些是產氣食物？哪些食物可以幫忙消除脹氣？維生素C的飲料喝過多，反易引起胃發炎？潰瘍病患者採少量多餐方式進食？蘆薈、南瓜、優酪乳、高麗菜對胃潰瘍影響是什麼？哪些食物會造成大腸激躁症？大腸激躁症患者該如何在飲食上「趨吉避凶」？本書循序漸進地提供讀者增進腸胃健康的方法，頗具閱讀性與實用性。

作者指出應改善對腸胃健康不利的暴飲暴食、用餐不定時、過於偏食、缺乏運動等問題，建議飲食多樣化、營養均衡，文中指出，腸胃的運作受自律神經控制，自律神經又與情緒息息相關，對有些人來說，運動就是一種有效的舒壓方法。本書有深入探討各種食物對胃腸的影響，如：不同膳食纖維有不同的作用，談到植化素有益腸胃的作用，包括：類胡蘿蔔素、類黃酮素、鞣花酸、含硫配醣體、異硫氰酸鹽、薑黃素等。還有敘述腸胃病患者的飲食調養方法，包括：便秘、痔瘡、脹氣、乳糖不耐症、憩室炎、胃炎、胃潰瘍、十二指腸潰瘍、大腸激躁症等，使已經有腸胃問題的讀者，除了接受醫師治療外，也能注意保養。

榮新診所副院長暨書田診所家醫科主任

何一成

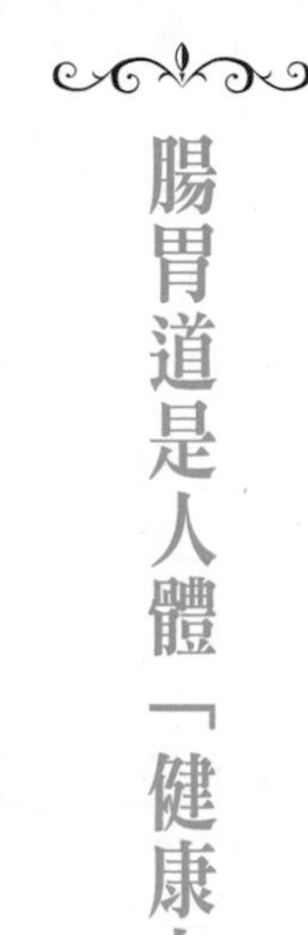

腸胃道是人體「健康之窗」

腸胃道可說是人體的「健康之窗」，因為食物或毒物都是優先經過腸胃道的處理，才會吸收或排出。腸胃道不僅要消化這些食物，還要將毒素排除，工作多元而繁重，所以沒有好好保護它，還真對不起它。

現代人飲食不正常，常常外食，所以不時會吃下一些添加物和有毒的物質，因此腸胃的負擔非常大，沒有適當的保養，難保不發生病變。大部分的人出現腸胃不適、腹瀉、便秘等症狀，為求速效，通常先以藥物為主，等到病況解除，還是又回到不正常的飲食和生活型態，如此頭痛醫頭、腳痛醫腳的方式，只會讓腸道環境愈來愈糟，因此唯有由內到外的全方位調整，才能根絕腸胃不適的問題。

腸胃不舒服的症狀，經過檢查後可能是身體某些器官病變引起的，例如：胃潰瘍、腸胃發炎，甚至癌症等，我們稱之為「器質性病變」。不過也有許多人經過檢查後發現都沒問題，不過腸胃仍然不舒服，於是我們稱之為「功能性腸胃障礙」。

腸胃病

腸胃不適・百病不治

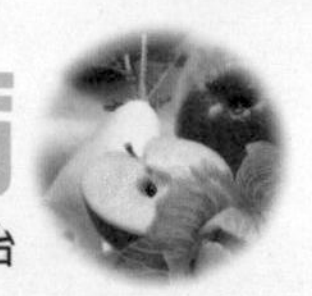

想要翻轉腸道不適的問題，一定要有「革命」的精神，因為目前最困擾大家的「便秘」、「脹氣」、「潰瘍」、「大腸激燥症」等，都是需要戰鬥，因此必須把握「找對食物、吃對方式」的終極原則，並有堅持不懈的精神，才能徹底解決這些惱人的問題。

維持腸道良好的環境，腸道益生菌的多寡，是評量的主要關鍵。想要讓益生菌較多，首要必須少吃蛋白質和脂肪，因為過量的蛋白質和脂肪會造成壞菌的增生，同時使腸內環境惡化，不利益生菌生存。其次要補充益生菌所需的食物，就是「益生源」，通常指的是寡糖和纖維。最後每天吃足量的益生菌，讓腸道菌叢維持平衡，如此就能維持腸道健康。

許多朋友常會聽到許多食療和保健食品，但是很多來源沒有憑據，所以必須過正確的訊息，才能真正找到安全、有效的食療和保健產品，如此一來，才能真正保護您腸胃道的健康，而這些相關訊息，將詳實整理於本書中，讓讀者可以很快找到自己的需求，重新打造保腸護胃的最佳飲食計畫，也希望透過本書的引領，讓您變成親友心目中的「健康達人」。

長庚技術學院疾病營養學講師

蕭千祐

Contents

CHAPTER

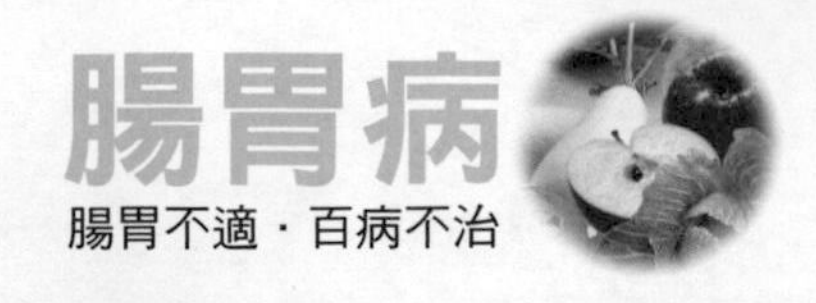

CHAPTER 2

CHAPTER 3

CONTENTS 目錄

4 CHAPTER 腸胃病常見101個關鍵問題 131

腸胃病

腸胃不適．百病不治

◆腸胃疾病問題多 140

CONTENTS 目錄

腸胃病

腸胃不適．百病不治

CONTENTS 目錄

腸胃病

腸胃不適・百病不治

◆腸胃的飲食調養 201

CONTENTS 目錄

腸胃病

腸胃不適．百病不治

CONTENTS 目錄

APPENDIX

附錄

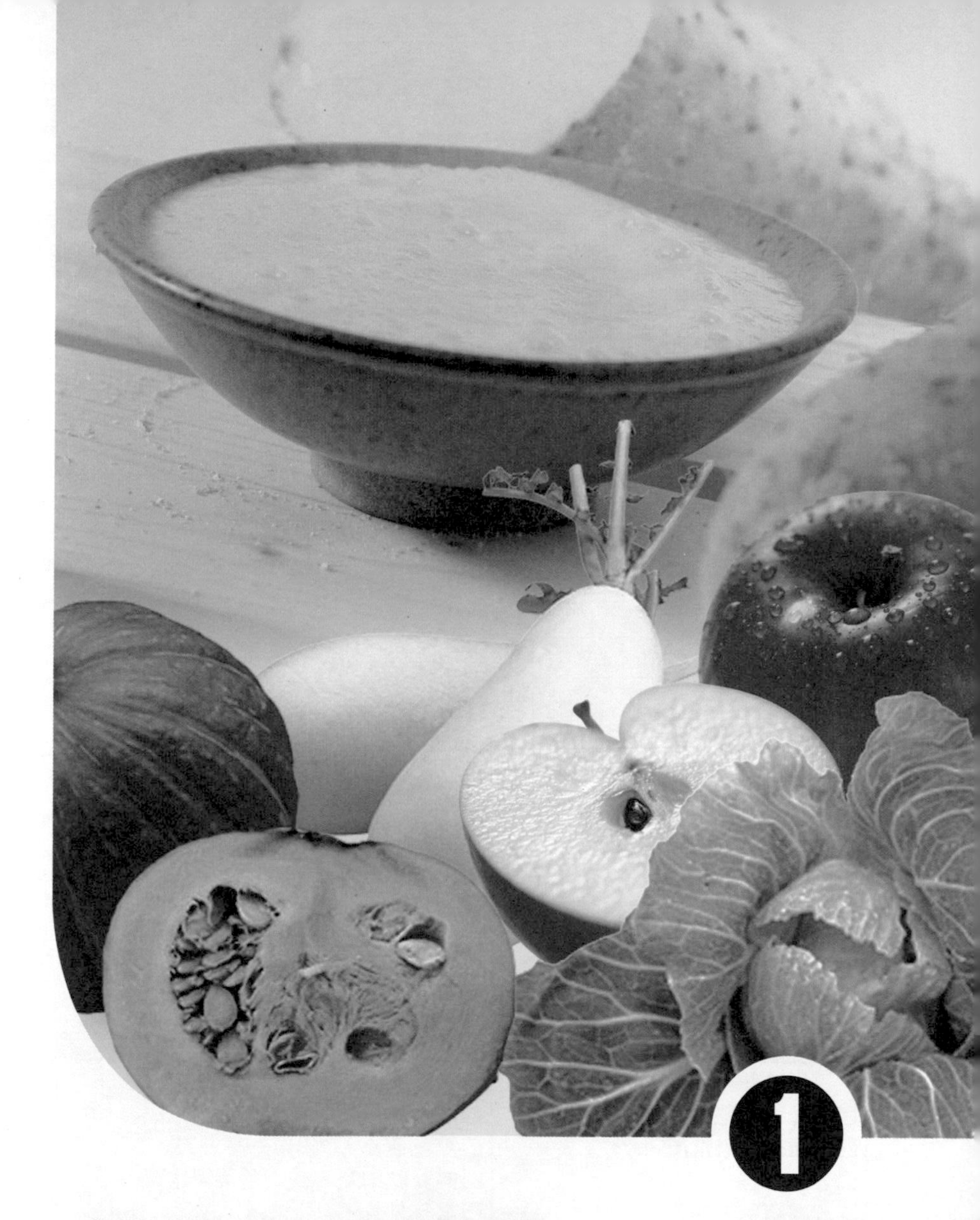

1

CHAPTER

善待你的腸胃

腸胃病

腸胃不適・百病不治

說得簡白一點，可以說日常生活的「吃喝拉撒」都與腸胃息息相關。你真的認識位在腹部的主角「腸胃」？你密切注意著這個自己身體的管家「腸胃」？還是即使常胃痛、腹痛都習以為常，沒提還沒想到它？

◆你的腸胃狀態好不好？

腸胃與人體健康的關係最為密切，有些簡易的方法可以初步得知自己的腸胃狀態好不好。

腸胃的自我檢測

若你的情況符合下表的敘述，請打✓。

檢測結果

■四個✓以下：腸胃狀況還不錯，繼續保持！

身體狀況	飲食與生活習慣
□每每排便後，廁所臭氣沖天。	□食欲不振。
□放屁常有強烈臭味。	□常不吃早餐。
□胃痛是「家常便飯」。	□愛吃速食。
□容易感冒。	□偏愛吃肉類，少吃蔬菜與水果。
□皮膚粗糙、缺乏光澤彈性。	□常吃外食。
□常有口臭或體臭。	□有菸癮，長年抽菸。
□易感疲倦。	□經常酗酒。
□肩膀痠痛。	□很少運動。
□迅速消瘦、體重過輕。	□常熬夜。
□常感焦慮、緊張、沮喪或鬱悶。	□常常邊看書報，邊蹲廁所蹲個老半天。
共有　　個✓	共有　　個✓

■ 五至十個✓：得多費點心，好好照顧自己的腸胃了。

■ 超過十個✓（不包括十個）：腸胃機能不佳，得多加留意、進行健檢，確認是否腸胃已出問題，以便及早發現與治療。

◆現代人的腸胃狀況

急速、忙碌的步調，以及飲食生活習慣，使得現代人的腸胃普遍出現程度不等的問題，下面幾個數字可以看出大致的情形：

■ 國內約有三成民眾有便秘的困擾，而學齡前與學齡兒童每三至四個就有一個有便秘問題。

■ 平均每一〇〇人中就有五人患有痔瘡，而五十歲以上的人超過一半都曾得過。

■ 每一〇〇人中約有十五人深受脹氣之苦。

■ 全球約有一半的人口患有程度不等的乳糖不耐症，在台灣也是如此，平均每二人就有一人有乳糖不耐症。

■ 關於憩室，四十歲時的發生率約五％，六十歲約三〇％，八十歲約六五％；而患有憩室的人中平均每一〇〇人就有十至二十五人罹患憩室炎。

■五十歲以上的胃炎發病率高達五〇％。
■胃潰瘍與十二指腸潰瘍患者占全球人口的一〇％。
■全球平均每五人就有一人罹患大腸激躁症，台灣的罹患率為二二％。
■在台灣，每十萬人就有八、九人罹患胃癌，台灣男性的罹患率更高達十二人。
■國內腸癌的發生率與死亡率急速攀升，已躍居癌症排名的第二位，每一年約新增七千兩百多例。

高壓族群腸胃問題多

我們知道過度的壓力容易壓出問題來，腸胃首當其衝，往往是第一個反應的，胃痛、脹氣、便秘等不適感，相信大家一定都不陌生。

國內曾做一項職業別與胃病的調查，針對二十九歲至四十九歲的受訪者進行調查，發現超過九〇％的台灣人飲食習慣不良，尤其從事媒體傳播廣告、金融保險、餐飲旅遊等行業的人不定時用餐的情況最為嚴重，其中高達八〇％的比例已出現脹氣、胃痛等腸胃問題。

而三十至三十九歲的職業婦女，有高達八成的比例承受高壓力，家庭與工作兩頭燒，在沒有適當情緒與壓力抒發的情況下，也往往會出現腸胃問題。

青春學子腸道也惡化

一項針對國內各級學校學生的調查發現，四成六的小學生、四成二的中學生、五成六的高中生，腸道老化嚴重，這與嚴重便秘、常感生活壓力大、飲食習慣的改變有關。

調查統計，許多學生將數天排一次便視為正常，約四成的學生經常感到壓力，有憂鬱傾向的學生比例高。至於飲食方面，大部分學生偏愛路邊攤的油炸食物、偏好肉食等，經常吃外食，對健康有正面助益的新鮮蔬菜、水果，食用量顯著不足，這些因素在在惡化年輕學生的腸道。

年節、歡樂時分，腸胃急診掛帥

此外，年節時候親友家人相聚，許多人習慣大吃大喝、暴飲暴食、通宵打牌、玩樂，什麼正常作息、飲食禁忌也都通通一起跟著「放年假」，結果是腸胃疾病奪得醫院急診人數的冠軍寶座。

疾病多從腸胃開始

腸胃與全身健康息息相關，腸胃也被視為一道重要的免疫防線，一旦潰守，人體健康就飽受威脅。細菌專家同時也是諾貝爾獎得主的梅奇尼科夫也曾說過：「衰老始於腸道」，而老化又是許多疾病紛紛找上身的因素。因此，可以說疾病多由腸胃開始。

腸胃，反應身體狀況

腸胃是我們消化道器官的要角，張口吃下的食物都得來一趟「腸胃之旅」，在這些地方消化、吸收，然後將廢棄物形成糞便排出體外。

其間的過程若是出了亂子，要不就是該進入身體的進不來，營養不被正常消化、吸收、利用，無法支撐人體活動運作所需，而出現種種營養缺失疾病；要不就是該離開身體的離不開，廢棄物、有害物質等隨糞便塞在腸道，增加危害人體的機會，百病於是由此叢生。肥胖、高血壓、高膽固醇、高血糖、心肌梗塞、腦溢血，乃至癌症等現代人常見的疾病，事實上都與腸道脫不了關係。

研究顯示，腸胃出問題，人體機能也會急速衰退，患病率大幅升高，健康指數則迅速滑落。要百病不來，首先應重視腸胃健康。

便秘與否，反應腸道健康

腸胃出狀況，首先表現在腹痛、脹氣與便秘上，尤其是便秘，當糞便塞住無法順暢排出，會造成腹脹的不適。而糞便中的廢棄物或有害物質滯留腸道，增加糞便中毒素的生成與累積，增加與腸壁接觸的機會，提高人體吸收毒素的機率，不但使腸道老化，這些毒素若是隨血液循環運送至全身，還可能引發過敏、癌症等病變。

所以說，便秘是腸道健康的指標，便秘不止事關腸道，更影響人體健康。但便秘是很多人難以啟齒的私密事，不好意思去就診，同時也容易小覷了它所帶來的健康威脅。

因此，要防百病，首應重視腸胃；而腸道健康，首應預防或改善便秘問題。

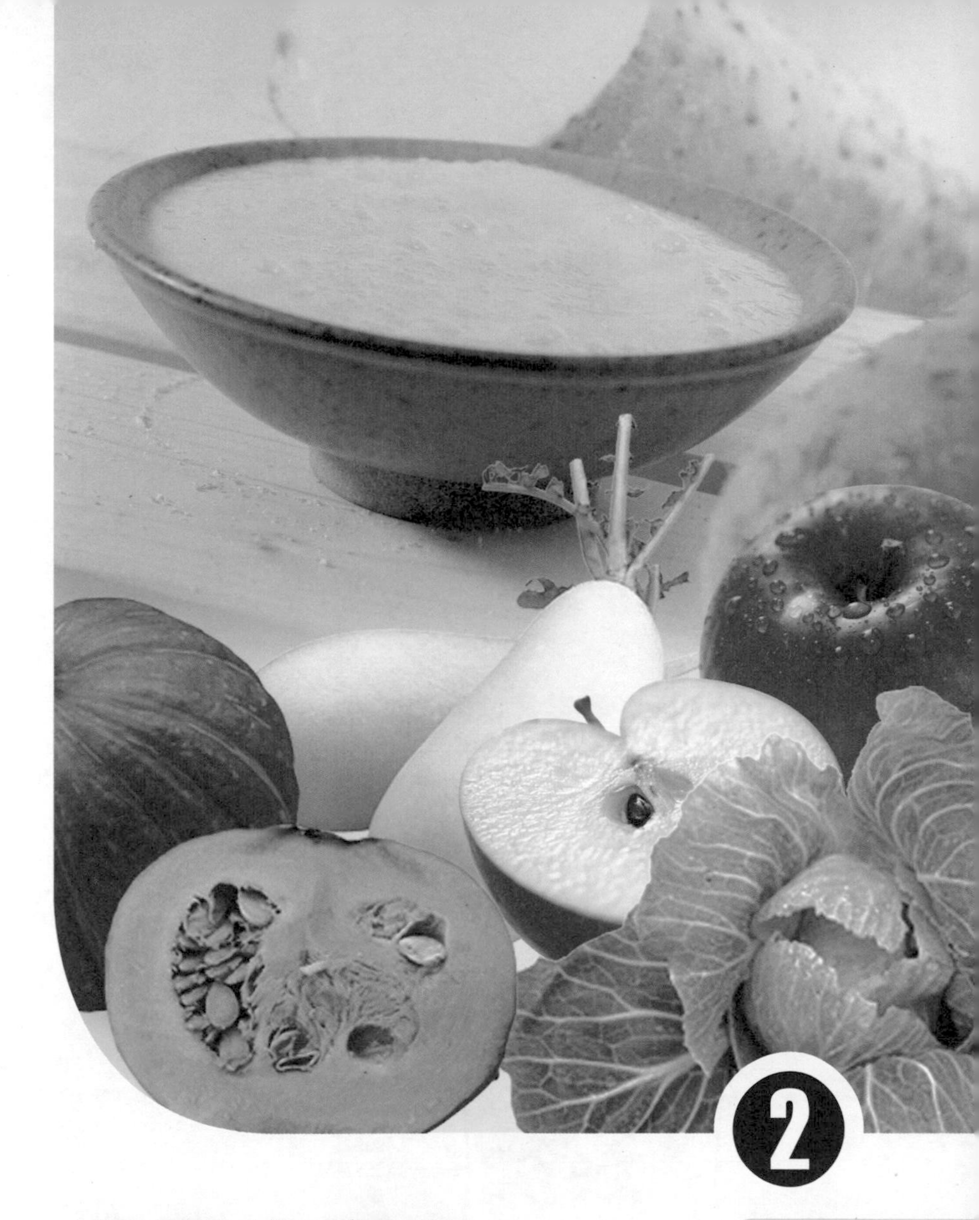

CHAPTER

腸胃沒顧好 健康拉警報

既然腸胃的狀況會直接影響身體健康狀態，這一章就來好好認識一下「腸」、「胃」這兩大器官的構造、功能，以及一些常見的腸胃疾病。

◆消化系統的主角——腸胃

通常會注意到腸胃，不外乎是腸胃不適或便便不暢的時候，我們動不動就說腸胃怎樣怎樣，似乎對於位在人體腹部的腸胃再熟悉不過，但你真的完全認識腸胃嗎？

胃

屬於消化道的器官之一，通常一餐的食物在胃部約經三至四小時的分解消化，才會完全送入小腸。

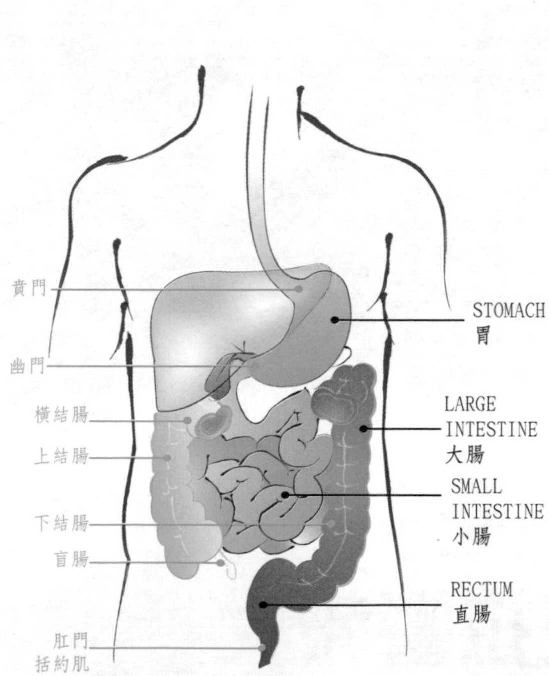

△腸胃的人體地圖

形狀長相：

「酒囊飯袋」是對胃部外形最貼切的形容，裝滿食物的胃部容積達四公升，約是頭部三分之二的大小。

可分為上方連接食道的「胃底」、中部的「胃體」，以及位在最下方的「胃竇」等三部分。

人體位置：

上腹部左側。

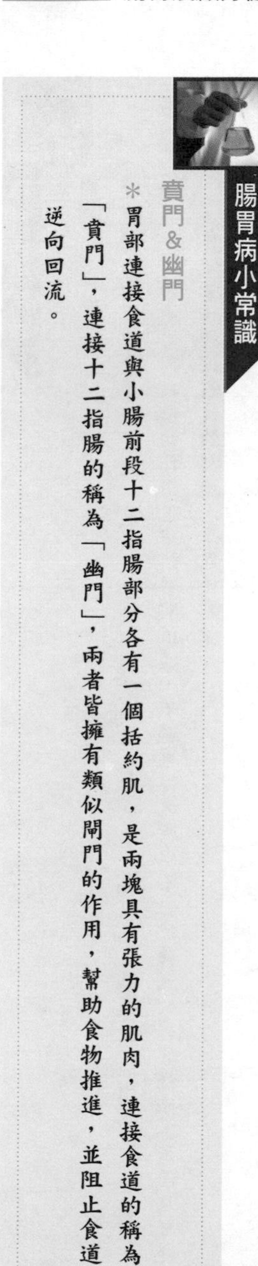

腸胃病小常識

賁門&幽門

＊胃部連接食道與小腸前段十二指腸部分各有一個括約肌，是兩塊具有張力的肌肉，連接食道的稱為「賁門」，連接十二指腸的稱為「幽門」，兩者皆擁有類似閘門的作用，幫助食物推進，並阻止食道逆向回流。

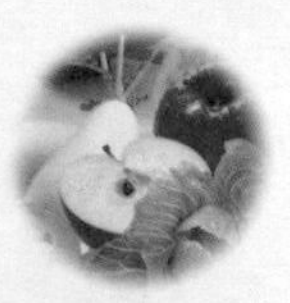

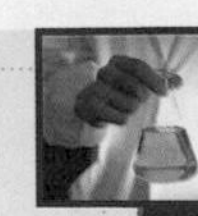

腸胃病小常識

胃酸

＊胃壁內的胃腺會分泌胃液，包括：黏液、鹽酸與胃蛋白酵素，其中的鹽酸即一般所稱的「胃酸」，具有幫助消化與殺菌的作用，雖然胃酸很酸，不過胃部之所以不會被強烈的胃酸侵蝕，是因為胃部還會分泌一種抗酸性的黏液，來保護胃壁。

胃部上承食道，由賁門鎮守，可避免胃酸逆流而上達食道；下接小腸，以幽門把關，待食物消化後才開關放行至小腸。

功能：

胃的主要功能為分解消化與貯存食物。

胃部是個很勤奮的工作者，早在尚未真正吃進食物前就開始運作——在眼睛看見、鼻子聞到食物時，大腦傳送訊息通知胃，胃就開始動了起來，增強蠕動收縮、攪碎食物的功能，以便消化工程的進行；同時胃腺分泌胃液，其中所含的酵素能將食物分解消化成濃稠狀的食糜。

食物從食道進入胃部進行分解消化工程後，若立刻同時間完全放行至小腸，會大大增加小腸的負擔，所以胃部提供暫時貯存食物的功能，讓分解消化後的食物分批送至小腸，一般說來，成人的胃可容納一至二公升的食物。

小腸

也是消化道的器官，食物約需長達七至九小時才能完全通過小腸。

形狀長相：

小腸之稱，是與另一個器官大腸相比，為腹部最主要、所占空間最大的部分，很難想像長達五至六公尺的小腸，就蜷縮在看似空間並不大的腹部中。

分為十二指腸、空腸、迴腸三部分，十二指腸因其長度約十二根手指的寬度而得名，空腸約長二．五公尺，迴腸約長三．五公尺。

小腸內部呈皺摺狀，皺摺上有超過五百萬根的絨毛，每根絨毛上又長滿更細的絨毛。光是這些絨毛攤開來的總面積，就達人體表面積的五倍之大。

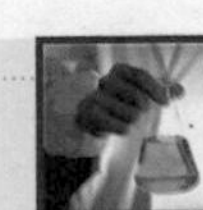

腸胃病小常識

膽汁&胰液

＊膽汁由肝臟製造，然後儲存在膽囊中，當食物進入十二指腸，膽囊就會將含有膽汁酸的膽汁釋放至十二指腸幫助脂肪的消化。

＊胰液由胰臟製造，偏鹼性，含有多種的消化酵素，在胰臟接收到食物進入十二指腸的訊息，就會分泌胰液來促進脂肪、蛋白、澱粉等消化。

人體位置：

位在腹部中央，也就是肚臍周圍的腹腔內，十二指腸上接胃部，迴腸下連大腸。所以，很多人常常捧著肚臍一帶的腹部喊胃痛，其實這裡應是腸痛才對。清楚說明疼痛位置，可減少誤診的機率。

功能：

小腸的主要功能為吸收食物中的養分。

作為小腸第一部分的十二指腸，接收了從胃部而來的食物，利用膽汁與胰液來幫助消化；接下來的空腸，扛起了大部分的消化工程；第三部分的迴腸，負責大部分的養分吸收。

大腸

大腸屬於消化道的末段，消化後的食物殘渣在大腸中約需三十至四十八小時，才會形成糞便。

形狀長相：

大腸分為盲腸、結腸、直腸三部分，呈ㄇ字形，從右下腹的盲腸開始，往上為升結腸，一路直抵右上腹，往左橫向左上腹為橫結腸，再往下至左下腹為降結腸，轉個彎到下腹部中央處為乙狀結腸，最後為垂直而下的直腸，將大部分的小腸圍在其中，長約一・五至一・八公尺。

大腸內壁平滑，沒有像小腸的絨毛組織，取而代之的是一個個似袋狀的結構。

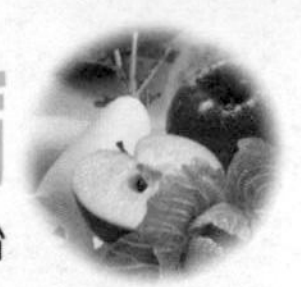

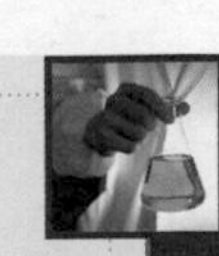

腸胃病小常識

腸道菌

＊近年來由於乳酸菌產品的推廣，大眾也逐漸認識腸道菌，事實上絕大部分的腸道菌分布在大腸內，小腸僅存有少數。腸道細菌有好有壞，還有端看益菌還是壞菌占優勢而靠攏過去的伺機菌，總共超過一百兆個細菌，在在影響腸道乃至全身健康。

人體位置：

位在腹腔，上通小腸，下接肛門。

功能：

大腸的主要功能為吸收礦物質與水分，以及形成糞便。

經由小腸消化吸收後的食物，推進盲腸時還保留九成的水分，在大腸吸收水分與礦物質的同時，這些已經過許多消化器官分解消化的食物逐漸變成了殘渣，結合在一起形成糞便，最後經由直腸推至肛門，排出體外。

◆小毛病大警訊——腸胃疾病

腸胃不適，是非常普遍常見的腸胃問題，堪稱比感冒還要普及，因此許多人視作習以為常的「小毛病」而輕忽，事實上，小毛病是大警訊，若不及時改善、治療，也可能嚴重到要人命！

便秘

什麼是便秘？沒有天天排便？一週排便不到二次？還是一週排便未達到上班的日數五次？對於便秘的界定，大眾普遍存有似是而非的觀念，其實醫學界普遍的定義為一週排便次數少於「三次」，才算得上便秘。

症狀

事實上，便秘與否很難界定，即使排便次數達到三次以上，若有下面的情況，仍可能是便秘：

病例

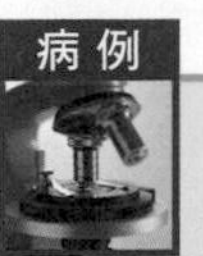

老劉退休後幾乎「大門不出，二門不邁」，唯一的嗜好就是吃，只會為了吃出門，尤愛吃東坡肉和豬腳，整天不是坐著看報就是躺在床上唉痛，其實他真正說不出口的痛是便秘，一個禮拜上不到一次大號，常去醫院拿藥，也換過好幾個醫生，只要停藥又復發，怎樣也看不好。

❶排便不順。
❷糞便過於乾硬。
❸糞便量很少。
❹感覺糞便未排乾淨。

簡單的說，該排出體外的糞便，塞在大腸中，沒有定時、順暢的排出，就是便秘。

✧好發族群

- 少吃蔬果的人。
- 缺乏運動的人。
- 孕婦。
- 生產過且無運動習慣的女性。
- 老年人。
- 常吃藥的慢性病患。
- 臥病在床的病患。

✦造成原因

大腸肌肉蠕動不良，加上大腸吸收水分的功能，都是糞便排出的阻力，造成便秘常見的原因很多，主要因素如下：

❶不良的排便習慣：排便需要「便意」，由於現代人忙碌的生活，往往壓抑、強忍「便意」，久而久之，糞便在大腸中愈積愈硬，便意卻愈來愈不易出現。

❷水分攝取太少：水分攝取不足，會使形成的糞便過乾過硬，不利排便。

❸不良的飲食：現代人的飲食往往過於精緻，又經常食用刺激性食物或飲料，而富含膳食纖維的食物往往攝取不足。

腸胃病小常識

自律神經對排便的影響

＊自律神經由大腦控制，主要分為交感神經與副交感神經兩個系統，與體內許多的器官和肌肉運作有關，其中也包括控制腸道的蠕動，若是大腦中的神經傳導物質異常，就可能出現便秘的問題，這也就是為什麼情緒、壓力會造成便秘的原因。

❹不良的生活作息：生活忙碌、不規律、經常熬夜，打亂了排便的生理時鐘。

❺情緒與壓力：承受過度的壓力，經常處於情緒焦慮、緊張的狀態，易使自律神經失調，進而影響腸道蠕動不足而便秘。

❻缺乏運動：缺乏適當、良好的運動習慣，使腸道蠕動減緩，也可能促成便秘。

❼懷孕：生理的變化，子宮的擴大壓迫了腸胃的蠕動，容易引發便秘。

❽年紀大：腸道黏膜的活性隨著年紀增大而降低，影響便意。

❾藥物：有些藥物會產生便秘副作用，如過度使用利尿劑、感冒藥、鎮定劑，甚至是用來幫助排便的瀉藥等。

❿疾病：有些疾病如大腸激躁症、腫瘤等腸道病變，或甲狀腺機能低下、糖尿病、中風等，也可能是造成或加重便秘的凶手之一。

便秘與其他腸道病變的關係

便秘會列在腸胃疾病的「頭條」，並不是沒有原因，便秘事小，卻與其他腸道病變乃至全身健康息息相關。以下來看看便秘究竟與哪些腸道病變有關：

❶脹氣：糞便無法順利排出，塞在大腸中，易使細菌進行發酵作用而產生脹氣。

❷**痔瘡**：長期的慢性便秘是造成痔瘡的主因，會使骨盆腔的靜脈流動不順暢，增加直腸肛門的壓力，而排便時的疼痛，也會促使患者畏懼排便，如此惡性循環，使便秘與痔瘡更加惡化。

❸**大腸憩室炎**：排便不暢而囤積在大腸，推擠腸壁而形成憩室，而憩室又使大腸更容易囤塞糞便，易出現憩室發炎，使腸道變窄，惡性循環之下，更增加排便的困難。

❹**大腸激躁症**：與情緒、壓力密切相關，便秘是其中一種症狀，往往患者有很強的便意，卻不易排便，排出的糞便量少且外形像結粒的羊大便。

❺**腸炎**：腸道發炎，使得發炎部位黏在一起出現腸沾黏的情況，使腸道變窄，糞便在腸道不易通行。曾動過腹部手術的人尤其容易發生此問題。

❻**大腸腫瘤**：不論是良性的大腸腫瘤，還是惡性的大腸癌，都可能使得腸道堵塞，而造成便秘，有時還會出現強烈腹痛或噁心等症狀。

便秘的種類與治療

按照造成便秘的原因，主要可分成以下幾種，不同的原因造成不同的便秘種類，也影響治療改善的方法：

便秘種類		說明	治療
器質性便秘		約有百分之十的便秘屬於器質型便秘，主要是腸道病變如：腸道阻塞、大腸憩室炎、大腸腫瘤等所引發的。	需要透過積極的藥物或手術治療。
功能型便秘	弛緩型	又稱結腸型或習慣性便秘，大部分的女性患者屬此類，尤其產後婦女，或缺乏運動、體質虛弱的人、老年人，因為常忍便意、飲食不良少纖維、長期使用瀉藥等，長久下來造成大腸缺乏彈性，蠕動力降低，而造成習慣性便秘，常出現腹脹或下腹凸出的情況。	此類型的治療方法首重腸道蠕動，主要由以下方法來加以改善： 1. 改善飲食習慣，多攝取不溶性纖維與乳酸菌。 2. 做腹肌運動。 3. 多喝水。
	直腸型	主要發生在老年人身上，隨著年紀增長，大腸黏膜的活性降低，無法刺激便意的產生，導致糞便在直腸囤積造成腹脹也毫無便意，糞便排出不易，即使排出也很硬。	1. 養成規律的排便習慣。 2. 改善飲食，多吃高纖維與乳酸菌食物。 3. 多喝水。
	痙攣型	主要由負面情緒或精神壓力導致的，腸子過度收縮或緊張，好發於肉食與高蛋白飲食的人身上，往往在用餐後腹部出現疼痛感，便意雖強，排便卻不易，量少如結粒的羊大便狀。	1. 紓解壓力與情緒，適時適度放鬆。 2. 多做腹式呼吸。 3. 培養運動習慣。 4. 改善飲食，多吃含水溶性纖維與乳酸菌之食物。 5. 多喝水。

✦治療便秘常用的藥物

使用藥物來改善便秘，務必在醫師的指示下使用，切忌長期依賴，一般盡量不要超過七天，根據藥物機轉主要可分為：

❶ **潤滑性瀉劑**：利用礦物油與植物油覆在糞便表面使其變軟，防止糞便中的水分被腸壁吸收，若長期或頻繁使用，恐有肺炎、毒性副作用。不建議幼童與長期臥床的老年人使用。

腸胃病小常識

消化道的管壁構造

＊由四個不同的組織所組成：

❶黏膜層：為消化道內襯構造，由上皮層、固有層和黏膜肌層組成。

❷黏膜下層：由結締組織構成。

❸肌層：主要由平滑肌組成，幫助食物消化分解與推進。

❹漿膜層：為消化道最外層，由結締組織與上皮組織構成。

❷膨脹性瀉劑： 主要利用人工合成的纖維物質，搭配飲用充足的水量，使其在腸內吸水膨脹幫助糞便成形，來幫助排便。常用於產後婦女與老年人，不有高血鈣、氣管痙攣等風險。不建議限水的腎衰竭患者服用。

❸刺激性瀉劑： 其作用是直接刺激腸黏膜或腸內神經叢，來促使腸道蠕動，以達到順暢排便的效果，但有劇烈腹部絞痛、水分或電解質流失等副作用。若是錠劑，不可磨碎或切開服用，以免刺激胃黏膜。

❹高滲透壓性瀉劑： 常見的有甘油栓劑，多用於清腸之用，使用後約三十分鐘內會產生作用，除非製成灌腸劑，一般副作用較少。

痔瘡

痔瘡是現代人常見的一種難以啟齒的「隱疾」，雖然沒有性命之憂，但卻令人疼痛困擾，影響日常生活。

病例

陳太太在懷孕末期時發現肛門處長出一個凸凸脹痛的東西，到醫院婦產科求診，發現竟然是痔瘡，臨盆在即，她選擇自然生產，過程用力的結果，痔瘡脫出肛門外，腫痛難耐，加上坐月子期間吃補，痔瘡更形惡化。

症狀

❶ 脫出：即痔瘡組織脫出肛門之外，往往在排便時出現脫落的情況。
❷ 出血：痔瘡反覆脫出，易造成黏膜破裂，常隨排便出血，是最常出現的症狀。
❸ 疼痛：主要是外痔腫脹或排便後出現的痛感，若併有血栓則會出現持續脹痛。
❹ 搔癢：肛門軟墊組織受損，使糞便滲漏而出，刺激皮膚而出現搔癢不適的症狀。

好發族群

■ 便秘患者。

腸胃病小常識

痔瘡脫垂

＊痔瘡組織腫脹膨大，痔瘡下支撐的纖維組織退化，失去彈性，無法撐持愈漸膨大的痔瘡，用力排便或甚至不需用力，很容易就使痔瘡從肛門口脫出，輕微的會自行恢復，若嚴重到動手也無法推回，就得考慮手術治療了。通常一旦脫垂，會影響血流，使痔瘡充血情況更嚴重。

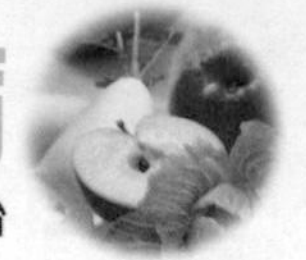

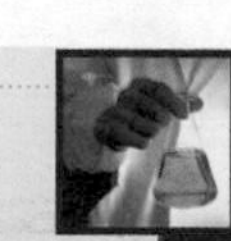

腸胃病小常識

痔瘡與腹壓有關

＊醫學界發現，久坐、久站或經常需要腹部用力的人，腹部直腸的靜脈壓力持續增高，血液循環不良，易使靜脈擴張、產生淤血，因而提高痔瘡發生的機率。所以，若有上述情況者，建議盡量在工作一段時間後休息一下，轉換姿勢，伸展一下，緩和腹壓。

- 長期腹瀉的人。
- 肥胖的人，尤其在減肥期間。
- 孕婦。
- 老年人。
- 久坐的上班族。
- 久站的工作者。
- 搬運重物的工作人員。

痔瘡尤其好發於二十至五十歲的青壯年族群。

造成原因

以下是痔瘡形成、惡化的原因：

❶長期便秘，是造成痔瘡最主要的原因。若長期不當使用肛門軟便劑、灌腸劑，則會大幅增加發生率。

❷經常過度用力排便，增加腹部與肛門壓力。

❸長期腹瀉。

❹肛門部位感染。

❺肛門鬆弛，通常發生在老年人身上，因肛門肌肉衰老而造成。

腸胃病小常識

痔瘡的「肛門軟墊」說

＊以往認為痔瘡是肛門周圍靜脈曲張所造成的病變，現在則有另一種說法，認為痔瘡其實是具有功能的一種「肛門軟墊」組織，由黏膜下血管、結締組織、平滑肌纖維構成，幫助肛門完全控制閉合，以防滲漏，若有臨床上的症狀則是病變的痔瘡。

❻內分泌失調。

❼懷孕期腹壓增加，生產時的用力。

❽長期久坐或久站。

❾飲食不良，纖維飲食不足，愛吃辛辣刺激食物，易對直腸肛門造成刺激而引發痔瘡。

❿少喝水。

✧痔瘡種類

痔瘡的種類可分為三種，分別是：內痔、外痔、混合痔。詳見下表說明。

✧治療方法

痔瘡雖然不會要人命，但若放任而不治療，不但會持續存在，還可能不斷惡化，除了在日常生活中，從排便與飲食習慣著手改善之外，還可依病症給予以下的治療：

痔瘡種類	區別特徵
內痔	一般不會有痛感，但可能排便時伴有出血情況，有時會脫出肛門外。
外痔	出現在肛門外，用手可觸摸到腫塊，可能有出血、搔癢或痛感等症狀，肛門口若出現軟腫塊，極可能是排便出血的血塊凝結。
混合痔	同時併有內痔與外痔。

❶**藥物治療：**由於便秘是造成痔瘡的主要原因，所以用來治療便秘的藥物也可用在痔瘡上，包括：軟便劑，以及一些消炎、止癢、止痛、潤滑的痔瘡外用藥膏或塞劑，以減緩症狀發作時的疼痛不適。

❷**橡皮筋結紮法：**用橡皮筋紮住痔核根部，阻斷血流，經十天後使其自行乾竭脫落。原則上一次紮一個痔瘡，會略有疼痛感，不需住院，需追蹤複診，適用於程度較輕微的痔瘡患者。此為目前門診治療最常用的一種方法。

❸**冷凍治療法：**利用液態氮或二氧化碳將痔瘡冷凍，使其組織壞死，再由身體自行

腸胃病小常識

痔瘡的分級制

＊痔瘡根據脫肛的嚴重程度，分為四級：

第一級：痔瘡沒有明顯脫出的情況。

第二級：脫出的痔瘡會自行退回肛門內。

第三級：排便時痔瘡會脫出，需用手推回。

第四級：痔瘡持續凸出於肛門外，即使動手也無法推回。

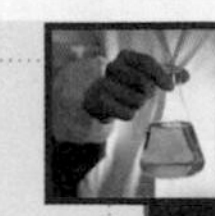

腸胃病小常識

痔瘡的診斷

＊為了排除非痔瘡的病灶，減少誤診問題，以下的檢查項目可幫助診斷：

❶例行性的視診。
❷肛門指診。
❸肛門鏡檢查，分別痔瘡種類。
❹直腸鏡或乙狀結腸鏡檢查。
❺大腸鏡檢查。
❻鋇顯影劑灌腸攝影。

修復癒合，只適用於局部較小的內痔治療，但有大出血的風險。

❹**硬化療法**：利用注射的方式將化學藥劑打入內痔黏膜下，促使組織纖維化，進而造成痔瘡組織萎縮，對第一級、第二級的痔瘡療效佳。

❺**雷射療法**：此法很少採用，以雷射光替代手術刀的治療方法，療效與副作用未有定論。

❻**紅外線療法：**利用紅外線將痔瘡組織中的蛋白質或水分凝結、蒸發，促使痔瘡萎縮，用於第一級、第二級的療效不錯。

❼**外科手術：**用於程度嚴重的痔瘡患者，傳統手術是將脫出的痔瘡切除，傷口會感到疼痛，一般術後需住院十天。近年則採用環狀切除痔瘡術，俗稱「痔瘡槍」，像釘書機般將脫出的痔瘡拉回肛門內，並切除多餘的部分，康復的情況較傳統手術快。

此外，日常居家還可進行局部的熱敷止痛、冰敷消炎、淋浴，以及溫水坐浴等方法來改善痔瘡疼痛、出血、脫出等問題，確切療法須經由醫師評估、指導後，方能進行。

脹氣

脹氣也是相當常見的腸胃問題，有時吃飽脹氣，肚子餓也脹氣，被普遍視為小毛病的脹氣雖無急迫的危險性，撐著「一肚子的氣」也是非常惱人的。

病例

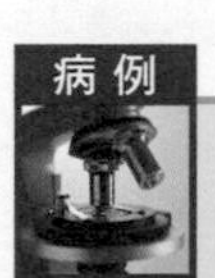

王先生是外商公司的業務經理，時常急忙用餐就得趕著去談業務，應酬也多，工作忙碌壓力大，常有脹氣，並且頻頻排氣很尷尬。有時不得不強力壓抑下來，搞得肚子鼓脹疼痛，妻子勸他去求診，他認為脹氣是小毛病，有需要去看醫生嗎？

腸胃病

腸胃不適．百病不治

好發族群

■習慣快速進食、狼吞虎嚥的人。

■嬰兒。

■老年人。

症狀

脹氣本身就是一種症狀，若是透過飲食與生活習慣的改變，仍無法改善脹氣的情況，並且出現腹部疼痛、嘔吐、發燒、血便或不明原因的體重減輕，就得盡快就診。

造成原因

❶狼吞虎嚥，吃東西吃太快，隨著吞嚥食物吃進太多空氣。

❷邊說話邊吃東西，也會吃進太多空氣。

❸未消化的食物在腸道中發酵，產生過多的二氧化碳與氫氣。

❹食用易產氣的食物。

❺有乳糖不耐症的人飲用牛奶。

❻常嚼口香糖，有時也容易隨著咀嚼的口腔動作，嚼進過多空氣。
❼腸胃疾病，如：大腸激燥症、胃炎、消化性潰瘍等。
❽假牙不合。
❾藥物副作用，如某些減緩腸胃蠕動的藥物、嗎啡等。
❿有鼻子過敏或鼻炎等問題的人，常不經意用嘴巴呼吸，而將太多的空氣吸入消化道中。
⓫壓力大，易影響腸胃蠕動減緩而產生脹氣。
若吃完東西坐著不動，又無運動習慣，就會使這些氣體悶在肚子裡。

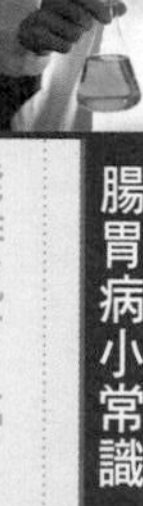

腸胃病小常識

能排氣才正常

＊排氣次數過少或過多都不正常，健康情況下，一般人每天平均排氣約達十四次左右，氣體的排放會透過打嗝、噯氣或放屁的方式進行，有些時候是在不自覺的情況下排氣。一般說來，食用的食物不同，所排出的氣體味道也不相同，其中以食用脂肪食物所排放的氣味最不好聞。

治療方法

脹氣不是病，就像前面病例中王先生所說的，只是小毛病，一般並無特殊的治療方法，只能從日常飲食與生活習慣上去預防與改善，針對造成脹氣的原因著手。脹氣問題大多能夠獲得妥適的改善，若是沒有上述造成的原因，或透過改善脹氣原因後仍不見起色，才需尋求醫師診治。

日常飲食與生活習慣的預防與改善：

❶改善飲食習慣，包括：細嚼慢嚥、避免邊吃東西邊說話、少用吸管喝飲料、少嚼口香糖。

❷少吃產氣食物。

❸定時、適度的運動，有助於促進腸胃蠕動。

❹紓解壓力，放鬆情緒。

至於藥物治療，需請教醫師，一般胃脹氣可使用胰臟酵素，腸脹氣可服用微量礦物質，若持續數日可用雙叉乳桿菌灌腸劑。

乳糖不耐症

乳糖不耐症顧名思義，就是人體對牛奶或乳製品中的乳糖耐受性不良，無法分解乳糖，而產生的症狀，是國人相當常見的一種腸胃問題，全球約有一半以上的人患有程度不等的乳糖不耐症。

好發族群

- 早產兒。
- 年紀較大的孩子。

腸胃病小常識

乳糖&乳糖分解酵素

*乳糖是乳製品的主要醣類成分，分子大，腸道不易直接吸收，需要透過小腸黏膜分泌的乳糖分解酵素，將乳糖分解成較小分子的半乳糖、葡萄糖，以便人體吸收利用。

病例

莊女士年紀已近五十歲，正處於更年期，很擔心鈣質不足造成骨質疏鬆症，但是她偏偏有乳糖不耐症，只要一喝牛奶就腹痛、拉肚子，而她只知道補鈣就要喝牛奶，不得已的情況下她前去醫院求診，要求醫師開給她鈣片服用。

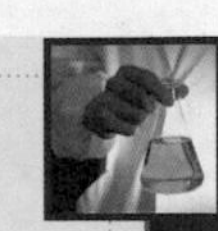

腸胃病小常識

乳糖不耐症有種族差異

＊根據國外研究統計發現，乳糖不耐症具有明顯的種族差異。亞洲人已超過九成患有此症，名列排名首位，而非洲人種罹患的機率也很高，至於歐美人僅約一成左右，尤其是北歐人後裔患有乳糖不耐症者較少。

■ 成人。

■ 有家族遺傳的人。

症狀

食用含有乳糖的牛奶或乳製品後，約半小時至三小時間，往往出現以下症狀：

❶ 腹痛、胃痙攣。

❷ 腹瀉。

❸ 脹氣。

❹ 腹鳴。

❺噁心。

❻頻放屁。

以上是主要出現的症狀，由於每個人的乳糖吸收能力不同，表現出來的症狀與程度也不盡相同，這些症狀與其他腸胃疾病近似，因此增加了診斷上的困難。

✦造成原因

乳糖分解酵素缺乏或不足，是造成乳糖不耐症的主因。有些人先天體內的乳糖分解酵素缺乏或不足，無法正常分解乳製品中的乳糖成分，這些人體無法消化的乳糖進入大

腸胃病小常識

乳糖不耐症的診斷

＊在臨床上，可採用三個方式來幫助診斷：

❶糞便酸性測驗：未消化的乳糖會在大腸細菌的作用下產生乳酸與短鏈脂肪酸。適用於嬰幼兒。

❷乳糖耐受測驗：飲用含乳糖飲料後，進行抽血檢查。

❸氫氣呼出測驗：飲用含乳糖飲料後，檢測呼出氣體的氫氣含量。

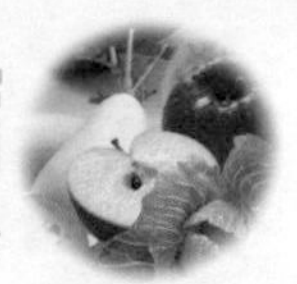

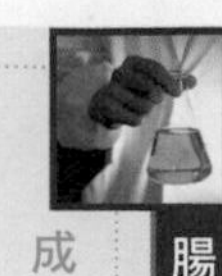

腸胃病小常識

成人患有乳糖不耐症的比例高於嬰幼兒的真相

＊先天完全無法製造乳糖分解酵素的情況很少，患有乳糖不耐症的人大多是乳糖分解酵素的量不足，因此，與嬰幼兒相較，成人患有乳糖不耐症的比例較高，就是因為成人體內的乳糖分解酵素大幅減少，造成腸胃不易分解乳糖的緣故。

腸，會被存在於大腸中的細菌發酵分解，產生大量的氣體與脂肪酸，並促使大腸吸收大量的水分，而引發種種不適症狀。

正常情況下，約九成的乳糖可被人體吸收，而患有乳糖不耐症的人只能吸收二成五至六成左右的乳糖。

治療方法

乳糖不耐症不至於對人體造成大礙，一般乳糖不耐症發作後，約二至六小時左右身體會自行恢復，並無特殊的治療方法。

有些人認為，在斷奶後持續飲用牛奶的習慣，有助於維持體內乳糖分解酵素的活性，可能會降低發生乳糖不耐症的機率。

憩室炎（Diverticulitis）

簡單的說，大腸憩室炎就是大腸憩室發炎或穿孔。憩室可能發生在消化道的任何地方，以大腸處最為常見，所以特別以大腸憩室炎來說明。

腸胃病小常識

何謂憩室？

＊憩室是管壁有一部分向外凸出呈囊袋狀的現象，可能發生在消化道的任何部位。其中，大腸為出現頻率最高的地方，其次為十二指腸與食道，胃部也會出現，有先天性與後天性的區別。一旦出現憩室，便不會消失。

病例

七十五歲的老先生牙齒不好，咀嚼不易，讓他很怕吃蔬菜，長期肚子脹痛、有便秘的困擾，近一個禮拜以來出現便便帶血，家人嚇得趕緊送醫，醫師用大腸鏡檢查，在升結腸看到許多憩室，其中二個已發生憩室炎，甚至演變成腹膜炎。

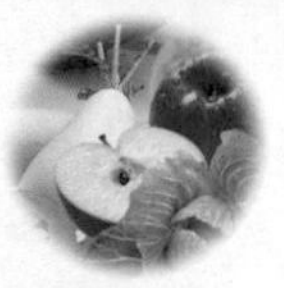

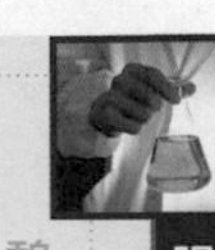

腸胃病小常識

憩室的發生，東西有別

*歐洲、北美等西方國家，大腸憩室多發生在左側大腸，其中以乙狀結腸部位最為常見；而台灣、日本、新加坡等東方國家，則常見於右側大腸。這種差別在臨床診斷上可列入鑑別項目之一。

好發族群

■ 中老年人，五十歲以上的憩室症患者有三至五成的罹患率，八十歲以上則高達五成的罹患率。

■ 便秘患者。

■ 少吃纖維食物的人。

症狀

憩室炎的主要症狀如下：

❶ 腹痛，是最為常見的症狀，多半屬於急性發作且持續發生的症狀。

❷腹瀉。

❸便秘，甚至出現血便情形。

❹小便頻繁或困難。

❺發燒。

❻嘔吐。

❼白血球增加。

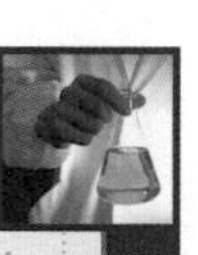

腸胃病小常識

憩室炎的診斷

＊除了上述的臨床症狀與病史外，還可借助於以下的診斷工具：

❶理學檢查。

❷電腦斷層攝影，為急性發作期的最佳診斷方法，可辨明嚴重程度與腹部其他狀況。

❸血管攝影，用於大腸憩室出現大量出血時。

❹鋇劑灌腸攝影，由肛門灌入鋇劑，可幫助診斷出大腸管腔往外凸出的病灶。

❺大腸鏡檢查，確診是否有其他併發症。

若在急性發作期，最好暫緩後兩者的檢查，以免憩室旁的膿瘍破裂而引發腹膜炎。

有些憩室炎患者沒有明顯的症狀，而上述這些症狀不易與其他腸胃疾病區別。

造成原因

大腸憩室炎的成因尚未完全確立，以下是普遍認為的致病因素：

❶先天肌層發育不足。

❷腸內腸外有壓力差，增加憩室形成的機率。

❸老化，大腸壁隨著年紀增長而衰老、增厚，使大腸的空間容量縮減，造成大腸內壓增加。

❹高纖維食物攝取不足，造成排便困難，也會增加腸內壓力。

❺便秘，與憩室炎息息相關，是因也是果。

❻黏膜缺血，腸內憩室壓力的增加，會使局部血液循環減少而造成黏膜缺血，增加發炎、感染的機率。

❼藥物副作用。

❽細菌感染。

以上因素都會促使大腸形成憩室，提高糞便卡住的機會，而無法順利排出的糞便，一來增加腸內憩室壓力，二來因其水分被大腸黏膜重複吸收而逐漸變乾變硬，久而久之，對腸壁憩室黏膜造成損害而出現發炎、穿孔現象，這就是憩室炎的致病機轉。

✦治療方法

大腸憩室大多不痛不癢沒感覺，不過一旦發展成憩室炎就不得輕忽了。憩室炎的治療，依據病症程度的不同而予以不同的治療方式。一般，醫師會視情況給予病患短暫禁食，提供點滴、電解質，加上抗生素治療，超過七成以上的病患可以獲得良好的緩解效果。急性發作期過後，進行飲食控制，斟酌情況增加高纖維食物的攝取。

以下分兩大類來說明：

❶ **藥物治療**：由醫師視情況予以藥物治療，一般以抗生素殺死導致感染的細菌。若有劇烈疼痛症狀出現，則開止痛藥劑，減緩疼痛。

❷ **外科手術治療**：主要是開刀切除發生病變部位，適用於急性憩室炎頻繁發作、憩室不斷流血、經內科治療二十四至四十八小時後仍持續惡化、腸道阻塞、廔管，以及憩室炎的感染情況惡化成腹膜炎等情況，經醫師評估手術的必要。

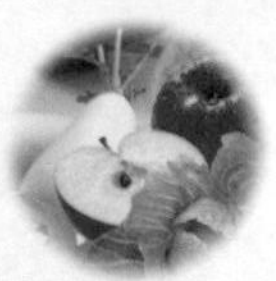

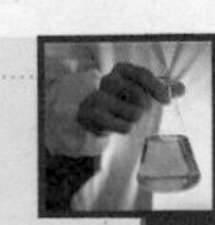

腸胃病小常識

憩室炎的危險性

＊據研究調查發現，首次憩室炎發作而致死的機率為五％，憩室炎穿孔破裂而進行手術的死亡率高達二〇％。至於併發症的情況，首次憩室炎發作引發併發症的機率高達二〇％，而第二次發作後更高達六〇％。

胃炎

胃炎是很常聽到的一種腸胃疾病，顧名思義就是胃發炎，更精確的說，胃部受到刺激傷害時，大量白血球聚集在胃壁，造成胃黏膜發炎或糜爛甚至出血的情況，有急性與慢性之分。

簡易的區分，長期緩慢且持續的對胃組織黏膜造成損害而造成的發炎情況，就是「慢性胃炎」；急性發生的胃發炎，則稱為「急性胃炎」。

好發族群

- 三餐不定、飲食不正常者。
- 嗜辣一族。
- 愛喝冰飲、嗜冰品的人。
- 有菸癮、酒癮的人。
- 壓力大的人。
- 老年人。

症狀

1. 上腹部疼痛，或出現燒灼感，為胃炎最主要而常見的徵狀。
2. 食欲不振。
3. 噁心。
4. 腹瀉，較嚴重的急性胃炎才會出現。
5. 嘔血，發生在急性胃炎出現糜爛的情況。

病例

常到腸胃科報到的張先生抱怨，他罹患胃病已經好幾十年，做了十幾次的胃鏡檢查，連X光也做了，醫師總說是胃炎，醫師換過好幾個，怎麼治都治不好。詳細一問之下才發現，他因為工作需要，經常喝酒應酬，暴飲暴食，勸他改都改不過來，難怪胃炎常發作。

❻黑便，也發生在急性胃炎出現糜爛時。

慢性胃炎的症狀通常持續出現數日，症狀較溫和；而急性胃炎發作的症狀較重，且常伴隨腸炎發生，所以又稱「急性腸胃炎」。

除了臨床症狀之外，也會透過X光、內視鏡、切片檢查，幫助診斷。

造成原因

造成胃炎的主要原因如下：

❶過量酒精，酒精本來就屬於刺激性食物，容易對胃黏膜上皮造成傷害。

❷藥物，包括止痛藥、消炎藥等，均會增加胃的負擔，提高胃炎的發生率。

❸刺激性食物，如辣椒、檸檬、咖啡等，還有過熱或過冰冷的食物，都容易造成胃黏膜的傷害。

❹飲食習慣不良，經常暴飲暴食。

❺膽汁倒流。

❻幽門螺旋桿菌。

❼某些疾病，如心臟衰竭、尿毒症等，會影響胃黏膜功能。
❽精神壓力。

治療方法

一般急性胃炎屬於突發性，來得快去得也快，輕微者不需特別的治療，有些透過飲食的控制，再輔以藥物治療，多半三、四天後就能痊癒，嚴重者若出現大量上消化道出血的情況，則需緊急進行胃切除手術。

慢性胃炎的改善，則需針對致病原因著手，此外，飲食的控制是非常重要治療方式，詳細的飲食調養請參考本書第三章「守護腸胃就從日常生活做起」。

至於藥物治療，包括各種制酸劑（即胃乳片），只能用來減輕症狀，藥物的使用務必遵從醫師的指示。

胃潰瘍

胃黏膜組織的防禦功能受損，使原來用於消化食物的胃酸與酵素反過來侵蝕胃壁，細胞易遭受破壞而潰爛，即是胃潰瘍，是一種常見的腸胃疾病。

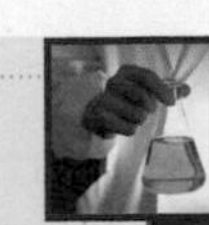

腸胃病小常識

消化性潰瘍

＊又稱潰瘍病，是指消化道的黏膜組織嚴重受創，損及最內層的黏膜肌層，其中以發生在胃和十二指腸的機率最高，若無積極妥善的治療，可能併發腸胃道出血、胃穿孔或腸穿孔、胃腸阻塞等。

好發族群

- 四十歲左右的壯年人，尤其是男性。
- 有家族消化性潰瘍病史者。
- 某些慢性病患，尤其是長期服藥者。
- 不吃早餐的人。
- 三餐不定時的人。
- 睡眠不足的人。
- 壓力大的人。

症狀

❶ 腹痛，主要出現在胸部下方至肚臍上方正中央，或上腹部偏左側之間，持續的時間從三分鐘到三十分鐘不等，而悶痛、灼痛、刺痛、陣痛、脹痛等都是可能出現的痛感。痛的時間可能發生在餐後半小時至二小時間，或凌晨二點胃酸分泌最旺盛的時刻，夜半痛醒。

❷ 胸口灼熱，也就是胃灼熱。

❸ 脹氣。

❹ 打嗝或噯氣，常伴隨疼痛而來。

❺ 食欲不振。

❻ 體重減輕，因進食會痛而影響食欲，造成營養攝取不足，體重減輕。

❼ 吐血，約有二、三成的胃潰瘍患者會出現此症，有時是咳出鮮紅色的血，有時則與食物、胃液一起吐出顏色較深的血，多半呈現暗紅色、褐色或黑色。

病例

經營壽司店的李老闆，本來就患有胃痛數年，近來常感到上腹部疼痛，通常發生在飯後二小時，只要吃點東西就稍微好些。到醫院求診，原來是感染了幽門螺旋桿菌引發胃潰瘍，不過除掉幽門螺旋桿菌後，潰瘍仍未改善，追問下才知是拌壽司飯所使用的大量醋酸，從呼吸道、喉嚨一路刺激到胃部惹的禍。

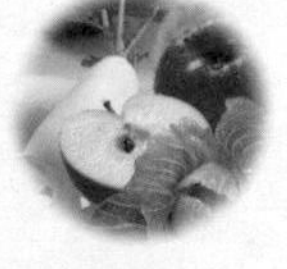

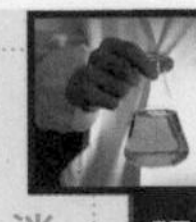

腸胃病小常識

消化性潰瘍的診斷

＊除了上列的症狀外，醫師還會借助以下工具來幫助診斷：

❶ 內視鏡檢查。
❷ 鋇劑X光攝影。
❸ 糞便檢查，若有消化性潰瘍，糞便會出現潛血反應。
❹ 血液檢查，檢驗出幽門螺旋桿菌的抗體。
❺ 呼吸檢查，利用放射性碳原子檢驗出是否有幽門螺旋桿菌。

❽ 貧血。
❾ 噁心。
❿ 嘔吐，此症狀為偶爾出現，胃在吐過之後就不痛了。
⓫ 黑便或帶血。

以上症狀不一定都會出現，也並非胃潰瘍的特定症狀，因此增加診斷上的困難。

造成原因

❶ 幽門螺旋桿菌，約七至七成五的胃潰瘍由幽門螺旋桿菌引發。

❷ 遺傳，許多研究顯示，家族男性親屬的發病率尤其高於一般人，因此推論胃潰瘍有家族遺傳傾向。

❸ 不良飲食習慣，包括：暴飲暴食、偏食以致營養不良、刺激性食物。

❹ 抽菸，會使胃酸增多。

❺ 某些藥物副作用，如止痛藥，尤其是阿斯匹靈會直接破壞胃黏膜層。

❻ 某些疾病，如肝硬化、原發性甲狀腺機能亢進、肺氣腫等。

❼ 膽汁逆流。

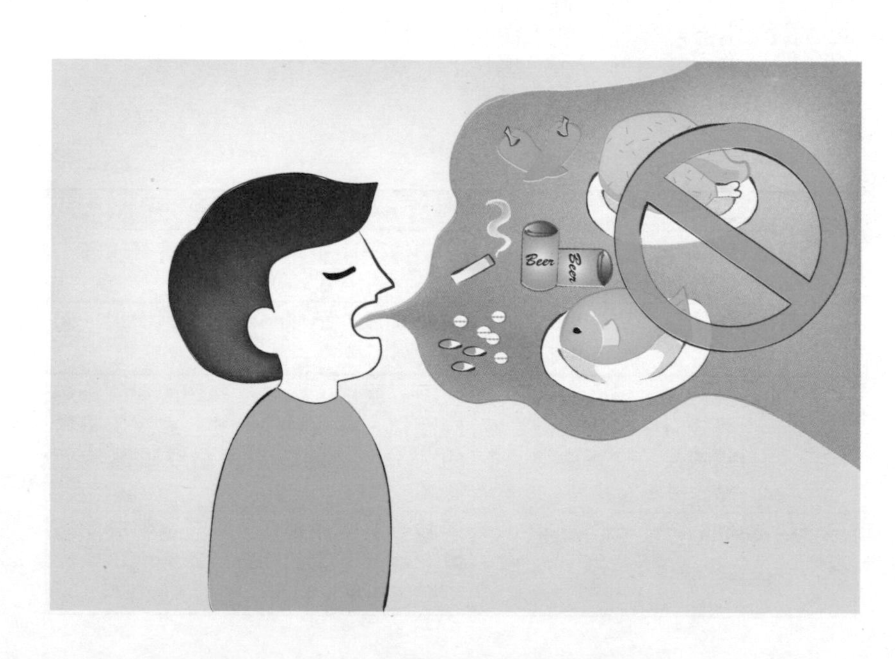

❽內分泌失調。

❾精神壓力與負面情緒。

❿環境與氣候變化，胃潰瘍好發於秋末春初。

✦治療方法

胃潰瘍的治療不算困難，通常對症下藥就對了，從造成胃潰瘍的病因著手去除或改善，若是幽門螺旋桿菌引起的，則需聽從醫師指示用藥「殺菌」。

理論上，若自身復原能力正常，輕微的胃潰瘍其傷口能自行癒合。不過胃潰瘍有容易復發的特性，容易反覆潰瘍，若輕忽或放任潰爛而沒有根治的話，當心併發其他病症，甚至由胃潰瘍轉成胃癌。

❶**藥物治療**：主要分為兩大類，臨床上兩大類藥物常搭配使用，詳見下表。至於因幽門螺旋桿菌所引發的胃潰瘍患者，建議採三合一

藥物種類	使用藥物	說明
抑制胃酸分泌藥物	H2阻斷劑，如善胃得、蓋舒泰糖等。	初期使用此類藥物，可能會有頭痛、便秘等副作用。
減少胃酸分泌藥物	質子幫浦抑制劑，如泰克胃通、奈適恩錠等。	恐有腹瀉、頭痛、脹氣等副作用，過一段時間後多半會消失。
中和胃酸藥物	制酸劑，多含有鋁、鎂等成分，如宜胃錠、胃克寧片、適胃康錠、多寶胃康咀嚼錠等。	需嚼碎服用，以增加藥物與胃酸接觸的面積，療效較快較佳。視服用藥物的成分，可能出現便秘或腹瀉等症狀。
保護黏膜藥物	如舒胃泰、雅露佳等。	同時具有中和胃酸，以及在胃壁潰瘍處形成保護膜的作用。可能出現食欲不振、便秘、腹瀉、噁心等副作用。

療法，通常是兩種抗生素搭配一種抑制胃酸或減少胃酸的藥物治療。

❷ **手術外科治療**：針對胃潰瘍病情程度的不同，以下幾種是常採用的手術治療，通常是在胃潰瘍本身病情嚴重併發穿孔、幽門阻塞與大量出血等情況時進行。不過，目前內科治療進步，已大大減少手術的機率，手術類別見下表。

外科手術	說明
胃切除術	目的在於將發生潰瘍穿孔的部分胃切除，再行縫合。適合第一型至第三型生命徵相穩定的胃潰瘍病患。
左胃動脈結紮	將供應潰瘍黏膜血液循環的胃左動脈結紮，以防止大出血而引發危險，同時以高位之胃造廔提供餵食。適用於第四型胃潰瘍患者。
潰瘍部位切片、穿孔縫合	當胃潰瘍穿孔時，需進行局部胃體切除或縫合手術。用於胃潰瘍穿孔、生命徵相不穩定的病患。
迷走神經幹切斷術、引流手術	僅切斷控制胃的迷走神經切斷，以降低胃液分泌量，抑制胃蠕動。歐美較常採用，對胃癌發生率高的東方人不大適合。

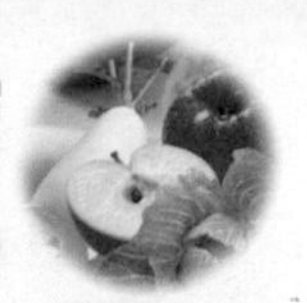

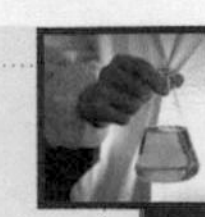

腸胃病小常識

胃潰瘍的分類

＊依據潰瘍的位置分成五型：

第一型：與胃酸分泌量關係不大，發生在胃小彎胃角切跡處。

第二型：出現較高的胃酸分泌量，通常有兩個潰瘍處，一個發生在胃部，一個發生在十二指腸處。

第三型：胃酸分泌量較高，通常有多個潰瘍處，多發生在幽門前方。

第四型：可能是黏膜防衛機制缺陷所致，與胃酸分泌量無關，發生在胃小彎高位處，近食道與胃的交界處。

第五型：可能與服用阿斯匹靈或非類固醇消炎止痛藥等藥物有關，胃的任何位置都可能發生。

十二指腸潰瘍

十二指腸潰瘍常發生在十二指腸球莖部，與胃液的腐蝕性密切相關，比胃潰瘍更常見，兩者除了發生部位不同外，僅略有小分別。

好發族群

- 二十至四十歲的青壯年，尤其好發於二十、三十歲的年輕人、男性。
- 有家族消化性潰瘍病史者。
- 長期服藥的慢性病患。
- 有菸癮或酒癮的人。
- 常感壓力大的人。
- 易焦慮、緊張或發脾氣的人。
- 嗜辣或愛刺激食物者。

症狀

臨床症狀與胃潰瘍極為相似：

❶腹痛，多發生在空腹、睡前時痛感加劇，前者的痛發生在右上腹與背部。

❷易出血，這是因為十二指腸壁的厚度比胃壁薄，潰瘍的範圍較快速推進到血管，所以較易出、穿孔。

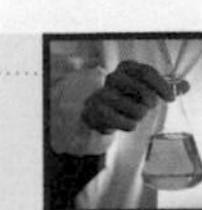

腸胃病小常識

穿孔

*常聽到胃穿孔、腸穿孔，多半是消化性潰瘍所引發，黏膜組織持續潰爛，潰瘍不斷深入破壞至肌層、漿膜層，最後穿破胃壁或十二指腸壁全層，即形成穿孔。一旦腸胃中的食物從破洞跑到腹腔，容易引發腹膜炎而有生命危險。

3 貧血。
4 噁心。
5 嘔吐或嘔酸。
6 打嗝、噯氣。
7 食欲不振。

✦造成原因

十二指腸潰瘍主要是由於腸壁內具保護作用的黏液與胃酸失衡所造成的，常見的原因如下：

❶幽門螺旋桿菌，高達九成的十二指腸潰瘍與幽門螺旋桿菌有關。

❷遺傳。

❸不良飲食習慣與內容。

❹生活作息不正常。

❺藥物引起，如：阿斯匹靈、類固醇等藥物。

❻膽汁逆流。

❼內分泌失調，如迷走神經過度興奮而促使胃酸分泌量增加。

❽抽菸。

❾負面情緒與壓力。

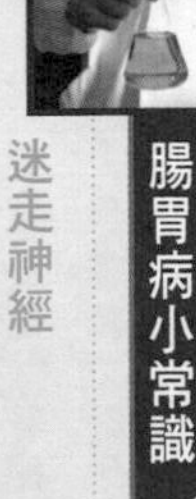

腸胃病小常識

迷走神經

＊為十二對腦神經中最複雜的一對，為自律神經的一種，從腦部（延腦）經臉部、頸部、胸部抵達腹部，主司副交感神經，將中樞神經所發出的訊息傳遞給內臟與腺體，也能將內臟訊息傳遞給延腦，而腸胃的蠕動就屬迷走神經所控管。

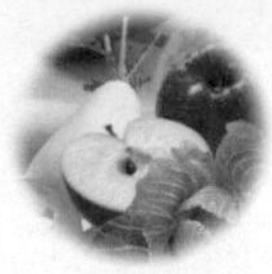
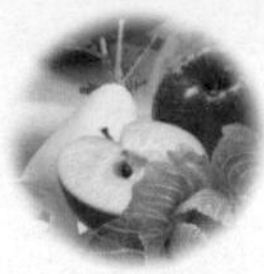

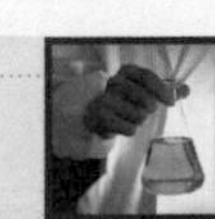

腸胃病小常識

消化性潰瘍的併發症

＊有四種常見且危及性命的併發症，比潰瘍本身更可怕：

❶出血：併發率約二五％，可能出現頭暈、臉色蒼白、發冷、血壓降低乃至休克等症狀。

❷穿孔：併發率約一五％，急性穿孔是最嚴重的併發症，也是消化性潰瘍致死的主因。

❸幽門阻塞：併發率約一〇％，有「暫時」與「永久」兩種。

❹癌變：併發率約二％至五％，多發生在年紀大、有慢性潰瘍病史的胃潰瘍患者。

❿環境因素。

治療方法

十二指腸潰瘍的治療，原則上大致與良性胃潰瘍相同。十二指腸潰瘍引發惡性癌症的機率雖然不高，但可能併發比潰瘍病本身更嚴重、威脅性命的併發症，如潰瘍出血、穿孔、阻塞等情況，務必及早尋求醫師診治。

❶**藥物治療：**用藥與胃潰瘍一樣，抑制或減少胃酸分泌的藥物、中和胃酸藥物與黏膜保護藥物等，都能獲得不錯的療效。

❷**外科手術治療：**

- 穿孔處縫合。
- 迷走神經切斷術、幽門成形術，適用於十二指腸潰瘍併有出血或幽門狹窄情況之病患。通常進行迷走神經切斷術的患者，也會同時施以幽門成形術，來擴大幽門出口，以利胃中食物排空，避免阻塞。
- 高選擇性迷走神經切斷術，適用於有潰瘍併發症病史者、併有出血情況，以及服用胃酸抑制劑而發生穿孔情況者。

大腸激躁症

又稱「腸激躁症候群」、「腸躁症」、「痙攣性大腸」，是一種常見的功能性異常腸胃疾病，雖不會致命，但也不易治癒。

腸胃病

腸胃不適・百病不治

✦好發族群

■ 年輕人最多，中年人次之，五十、六十歲以上較少見。

■ 女性，罹患率比男性高出三至四倍左右，部分女性會發生在生理期間或生理期前。

■ 家有幼童的家庭主婦。

■ 完美主義者。

■ 容易緊張的人。

■ 常感壓力大的上班族或學生。

✦症狀

主要症狀呈現在腹痛與排便習慣的改變上：

❶ 腹部絞痛、痙攣。

❷ 腹脹。

❸ 排氣。

病例

二十六歲的黃先生，每遇「大事」前夕就拉肚子，從中小學的月考、高中基測、大學學測，到職場面試、每週一的例行開會，只要一吃東西就拉肚子。害他有「大事」當天都不敢吃東西，面容顯得憔悴，影響當日表現，過去一直當是心理壓力反應，直到前些日子才檢查出來是患了「大腸激躁症」。

❹ 排便次數的改變，次數異常增多或減少。

❺ 糞便質地的改變，不是出現便秘呈羊糞般硬結成塊，就是腹瀉呈稀軟狀，甚至出現帶有黏液的水便。

❻ 有殘便感，解便不完全。

❼ 有急迫的便意。

❽ 解便後症狀獲得緩解。

腸胃病小常識

大腸激躁症的類型

*大腸激躁症依據症狀的不同，有以下的分類：

❶ 便秘型：通常會腹痛、脹氣，卻又排便困難。

❷ 腹瀉型：進食後或緊張時，就會產生便意，排便時間不定，更增加患者緊張不安。

❸ 交替型：腸道蠕動節奏紊亂，以上兩種情況交互出現。

✦造成原因

誘發大腸激躁症的病因目前尚未有定論，以下列出常見的因素包括：

❶飲食習慣不良，包含：食物內容、暴飲暴食等。
❷生活作息不正常。
❸精神壓力與負面情緒，例如：憂鬱、焦慮，或有完美主義傾向者。
❹大腸神經異常，腸壁上存在很多神經細胞，也可能與腸躁症的發生有關。
❺腸道蠕動功能異常，有些患者快速蠕動，有些緩慢，有些則交替出現。
❻藥物或食品添加物，有些會加重腹瀉症狀，有些則對便秘型患者不利，應避免的藥物或食品添加物羅列如下表。

以上因素長期下來，會造成自律神經失調，影響胃腸蠕動不

大腸激躁症類型	便秘型	腹瀉型
禁忌藥物或食品添加物	嗎啡。 碳酸鈣。 鈣離子阻斷劑。 抗乙醯膽素劑。 三環抗憂慮劑。 5-HT3 拮抗劑。	山梨醇（常見於糖果、口香糖或甜點中的一種人工甘味劑）。 含番瀉葉的青草茶。 制酸劑。 平菩賜。 含氧化鎂。

正常，進而引發大腸激躁症。

✦治療方法

大腸激躁症雖無法完全治癒，但可透過生活作息與飲食習慣的調整，找出紓解壓力的方法，以及透過運動等方式來加以改善，達到緩解、避免加重症狀的目的。此外，也可以藉由藥物改善症狀。

■ **藥物治療**：目前沒有任何一種能治療或改善整體大腸激躁症整體病症的藥物，大多僅能針對特定症狀，短期使用。

腸胃病小常識

大腸激躁症的診斷

＊大腸激躁症主要根據前述的症狀來診斷，無法用切片、結構病變或生化檢查異常來解釋，頂多採用糞便檢查、大腸鏡、X光攝影等，來幫助患者排除罹患其他腸胃疾病的可能，進一步加以釐清確診。

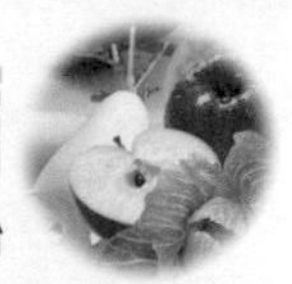

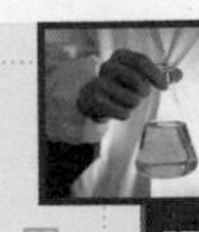

腸胃病小常識

胃癌的種類

＊關於胃癌的種類有幾種分法：

❶世界衛生組織（WHO）依病理組織變化，分成：乳頭狀腺癌、管狀腺癌、黏液腺癌、戒指狀細胞癌、未分化癌。

❷一九六五年勞倫氏（Lauren）依據組織型態學，分為「腸型」（intestinal type）與「瀰漫型」（diffuse type）兩類。

❸依腫瘤侵犯的深度，可分為「早期癌」、「進行癌」兩類。

■此外，若因情緒緊張、壓力大致使症狀加劇，可使用抗憂鬱、抗焦慮藥物。

胃癌

胃癌又稱「胃腺癌」，簡言之就是發生在胃部（以胃下部居多）的惡性腫瘤。二十多年來，癌症一直蟬連國人十大死因之首，而胃癌也長年徘徊在第五名前後，

病例

五十五歲的楊太太，有十年以上的萎縮性胃炎病史，去年忽然感覺胃部阻塞不適，食欲不振，做例行性健康檢查時發現異狀。進一步做胃鏡與切片檢查，發現竟罹患了胃癌，所幸發現得早，經手術與日常飲食調養，至今復元狀況良好。

台灣在全球屬於胃癌的高度罹患地區。

好發族群

- 有胃癌家族史。
- 曾接受胃切除手術的人。
- 慢性萎縮性胃炎患者。
- 有小腸型上皮化生（intestinal metaplasia）情況的人。
- 有菸癮的人。
- 有酒癮的人。
- 四十歲以上的中老年人。

症狀

嚴格說來，胃癌並沒有特定、明顯的臨床症狀，以下所列出的可能症狀，容易與其他腸胃疾病混淆，

症狀	便秘	腹瀉	腹痛
治療目的	藉由增加糞便的份量與水分，促進排便。	緩解急迫性、減少解便次數、增加糞便硬度。	緩解疼痛、抑制痙攣。
藥物	■ 鎂鹽。 ■ 乙二醇。 ■ 5-HT4 促進劑（如新藥 Prucalopride、Tegaserod 等尚在研究開發中）。	■ 嗎啡衍生物。 ■ 膽鹽結合劑。 ■ 抗憂鬱劑。 ■ 鈣離子阻斷劑。 ■ 抗乙醯膽鹼劑。 ■ 新 5-HT3 拮抗劑（如 Alosetron）。 ■ Loperamide。	■ 肌肉鬆弛劑。（如 Mebeverine） ■ 鈣離子阻斷劑。（如 Pinaverium）

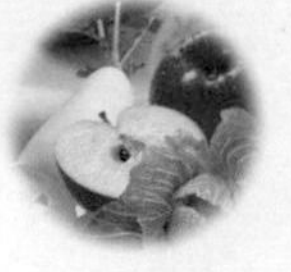

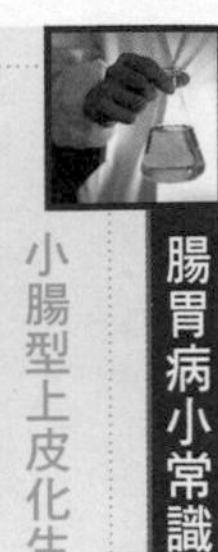

腸胃病小常識

小腸型上皮化生

＊是指胃黏膜長時間受到胃酸降低、腸液逆流等刺激影響，致使原本正常的胃黏膜上皮逐漸轉變成小腸上皮的現象，具有小腸黏膜的特徵，甚至長出腸假絨毛，接受適當治療可恢復正常，若持續惡化使上皮變形，罹癌機率將大增。

而延誤治療時機，往往被診斷出來時多已是末期。

❶食欲不振。

❷體重減輕。

❸疲倦。

❹上腹部不適。

❺噁心。

❻腹水，嚴重時可能出現此症狀。

❼出血或解黑便，為病情嚴重時可能出現的症狀。

造成原因

❶ 幽門螺旋桿菌。
❷ 不良飲食習慣，包括：暴飲暴食、飲食不定時、吃東西太快。
❸ 醃漬或煙燻食品、燒烤食物。
❹ 抽菸。
❺ 酗酒。
❻ 精神壓力。
❼ 胃的切除手術。

腸胃病小常識

胃癌的診斷

❶ 胃鏡檢查：是發現早期胃癌的好工具。
❷ 胃生體切片：與前項胃鏡結合，診斷率達九成五。
❸ X光攝影：可幫助確定浸潤的範圍。

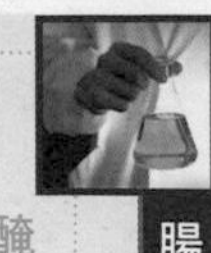

腸胃病小常識

醃漬食品也是致癌物

＊醃漬食品包括：各式各樣的醃漬肉、醃漬魚、泡菜、蜜餞等，其中多半含有硝酸鹽或亞硝酸鹽等用於防腐的添加物，這些添加物會刺激胃黏膜變性，長期下來可能引發胃癌。

治療方法

任何癌症乃至疾病，都是愈早發現，愈早治療，效果愈好，胃癌也不例外。

有別於前面提到的腸胃疾病，胃癌的治療以外科手術為主，醫師會斟酌癌腫瘤的位置、深淺，以及病患本身的健康狀況，進行局部或完全切除手術，以緩解症狀、降低併發症的發生率，達到延長生命的目的。

大腸癌

大腸癌在十大癌症死因排行榜上，似乎有「節節升高」的趨勢，是現代人常見的一種腸胃病。早期大腸癌多見於直腸、乙狀結腸，也發生於其他結腸段、盲腸等處。

好發族群

- 偏好高脂肪飲食或油膩食物、低纖維飲食的人。
- 有大腸癌家族史的人。
- 有瘜肉家族史的人，高達九成的大腸癌是由良性瘜肉轉變形成的。
- 有腺癌家族史的人，包括：甲狀腺、肺、乳房、卵巢、胃、腸等。
- 有大腸癌病史者，尤其是動過外科手術治療的患者。
- 消化性結腸炎患者。
- 有菸癮的人。

腸胃病小常識

腫瘤不等於癌症

*人體內的細胞分裂過速，就會形成腫塊，通稱為「腫瘤」，有良性與惡性之分。一般良性腫瘤多可復元，少部分可能轉成惡性；而持續破壞正常組織並擴散到其他部位，形成更多腫瘤者，則是惡性腫瘤，也就是最令人恐懼的「癌症」。

■ 酗酒的人。
■ 體重過重的人。
■ 缺乏運動者。
■ 五十歲以上的中老年人，約有九成大腸癌病患為五十歲以上，尤其好發於居住城市者。

若你是上列的好發族群，建議最好定期做大腸癌檢查，追蹤自己的身體狀況。

症狀

大腸癌早期幾乎沒有症狀，常見的症狀如下：

1. 便血，甚至肛門出血，便後滴血或流血，或出現黑便。
2. 排便習慣改變，過去沒有便秘或腹瀉情況的人忽然有了。
3. 解便不完全，或有便意卻排不出來。
4. 糞便形狀變細。

病例

六十幾歲的江先生，已經便秘多年，常依賴軟便劑幫忙排便，每年定期做健康檢查，多年下來都沒事，直到今年初忽然「正常」了，每天自動排便不必使用軟便劑，甚至一天來個二、三回，幸好他身為腸胃科醫師的女婿警覺不對勁，檢查後證實是早期大腸癌。

❺腹痛，早期多為不明顯的隱痛，多半晚期才會出現明顯痛感。
❻脹氣。
❼腹部出現腫塊。
❽持續性疲勞感。
❾體重減輕。
❿貧血。
⓫頭暈。

腸胃病小常識

瘜肉

*瘜肉是腸黏膜處長出的凸出物，乙狀結腸、直腸等處都是可能分布的位置，多半沒有症狀，偶爾出現便血、腹瀉等，幾乎都屬於良性，有些可能局部癌化，高達九成的大腸腺癌是由大腸瘜肉經十至三十年左右，逐漸惡化形成的。

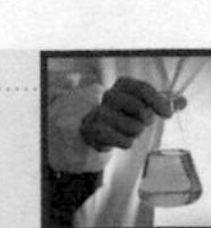

腸胃病小常識

大腸癌的診斷

＊上述並非大腸癌的特定症狀，所以通常還會進行以下檢測幫助診斷：

❶ 直腸指診。
❷ 糞便潛血檢查。
❸ 抽血檢查，主要檢測腫瘤胚胎抗原（CEA）。
❹ 下消化道鋇劑X光攝影。
❺ 大腸鏡。
❻ 軟式直腸鏡檢查。
❼ 正子攝影PET（positron emission tomography），即新一代核子醫學影像技術。

造成原因

大腸癌與其他癌症一樣，確切病因未明，以下是普遍認為的致病因素：

❶ 致癌食物，如：精緻、高脂肪食物、醃漬或加工食品、烤肉等。
❷ 瘜肉。

❸家族遺傳。
❹疾病，如潰瘍性結腸炎等。
❺膽汁酸異常分泌。
❻缺乏運動。
❼抽菸。

✦治療方法

早期發現，早期治療是治療各種癌症的金科玉律，目前，大腸癌的主要治療方法有下面三種：

❶外科手術治療：大腸癌的治療與胃癌一樣，以手術治療為主，期望透過開刀切除手術將癌變組織根除，避免癌細胞擴散。約有七成的病患可接受手術治療，若癌細胞已擴散轉移，術後療效不大。

❷放射線治療：又稱電療，利用強力放射線的照射，期將癌細胞燒死，此法可單獨採用，或與外科手術並用，主要用來減緩病情，它的缺點是可能出現噁心、脫毛

腸胃病小常識

大腸癌的存活率

＊及早發現及早治療，大腸癌是有可能治癒的。根據研究指出，經治療後，第一期的五年存活率高達九五％，第二期的五年存活率達七〇％，第三期有淋巴轉移的病患五年存活率約五〇％至六〇％，第四期已遠端轉移的病患五年存活率則降至五％。

等副作用。

❸化學治療：有「口服」與「靜脈注射」兩種方式，有助於殺死癌細胞，提高病患存活率，延長存活期，是已轉移擴散的大腸癌非常重要的治療方法。

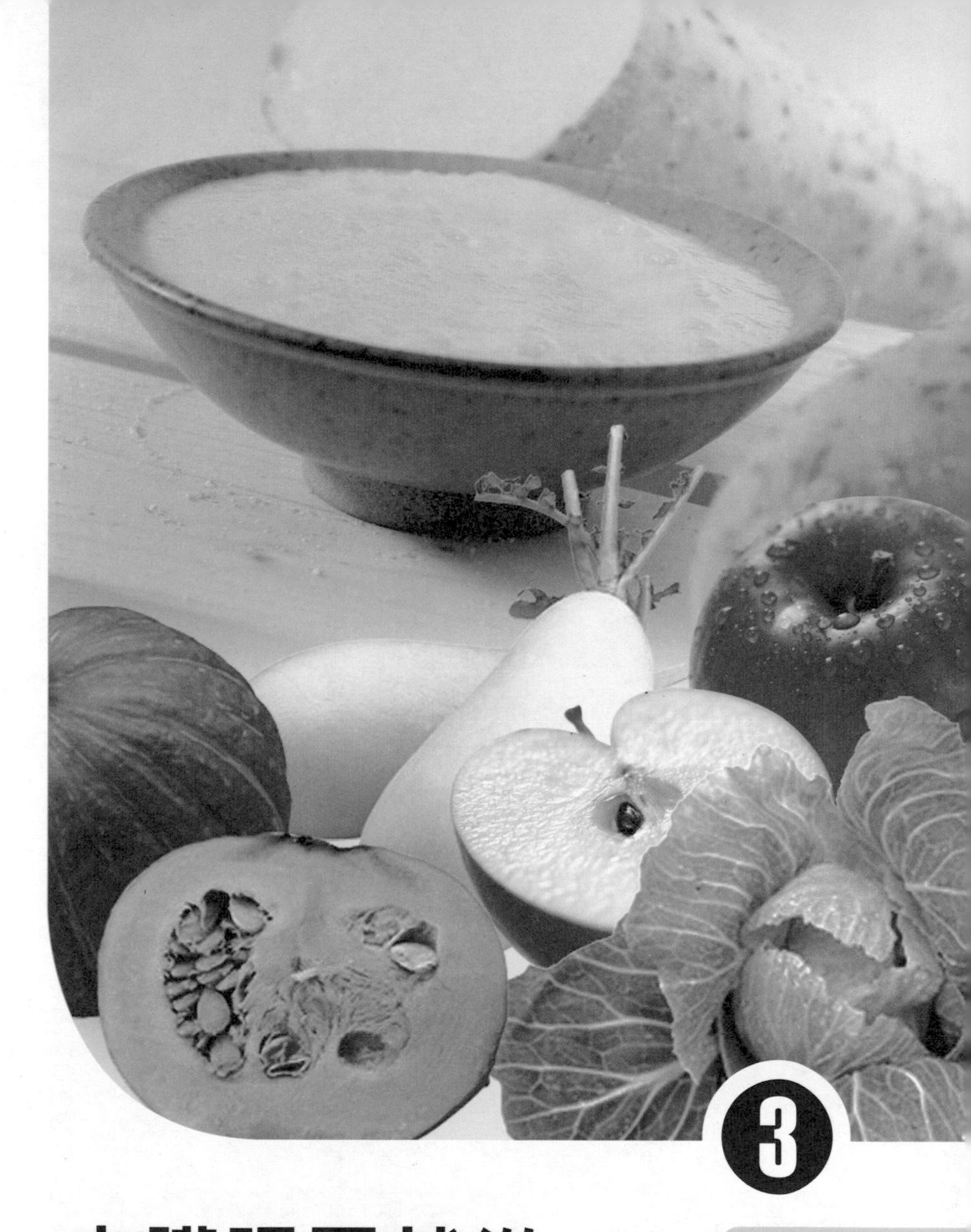

3

CHAPTER

守護腸胃就從日常生活做起

要保持健康的身體，首先必需擁有健康的腸胃，在腸胃出現問題後才來亡羊補牢，不如平時在日常生活中好好的保養。至於已發生腸胃疾病者，也需從日常生活與飲食等方面進行調養「修護」。

◆搞壞腸胃的因子

腸胃出問題，多半會發出哀嚎的求救訊號，也許與其他器官相比，求救頻率顯著偏高，導致這些不適的警訊被視為「尋常」甚至「正常」。腸胃就是在這樣普遍的心態下，一步步被搞壞的。

以下是搞壞腸胃的主要因子：

✦幽門螺旋桿菌感染

幽門螺旋桿菌是一種破壞胃壁的壞菌，急性慢性胃炎、消化性潰瘍、胃癌等都與這種壞菌有關，可說是這些腸胃疾病的致病主因。而外食族群，是感染幽門螺旋桿菌的高危險群。

不良的飲食習慣

暴飲暴食、狼吞虎嚥、用餐不定時、過於偏食，「愛吃的就吃很多，不愛吃的就完全不吃」，都是打擊腸胃健康的不良飲食習慣。

至於飲食的內容也會深深影響腸胃健康，包括高脂肪、低纖維的飲食，如滷豬腳、東坡肉、炸雞等；不易消化的食物，如糯米飯、炸薯條、巧克力、零食等；刺激性飲食，如咖哩、辣椒、黑咖啡等；醃漬加工食品，如臘肉、香腸、煙燻火腿、熱狗、蜜餞等，美國食品與藥物管理局ＦＤＡ（Food and Drug Administration）已證實，這些加工食品多含有致癌物硝酸鹽或亞硝酸鹽，可能引發結腸癌。

不良的生活作息

生活作息紊亂會影響用餐時間不定時，不重視早餐或根本沒吃，長時間的空腹都會增加胃液與胃黏膜的接觸，提高潰瘍等發生的機率。

其次，生活作息不正常，也會把腸胃搞得大亂，使排便無法定時，甚至沒時間排便等問題。

缺乏運動

「能坐絕對不站，能躺絕對不坐」的懶人族，以及腳步匆忙，沒空運動的人要特別注意了！運動量的不足，會使能量代謝減緩，影響血液循環，腸胃的蠕動與神經反射降低，對便秘、脹氣患者尤其不利。

研究發現，長時間坐辦公室又缺少運動的上班族，慢性胃炎的罹患率很高。

精神壓力

適度的壓力對人有益，但長期的高度壓力，會影響大腦，使人神經衰弱，身心易感疲倦，免疫力與腸胃活動力皆下降。

過量酒精最傷身

適度飲用部分的酒精對健康有益，但過量飲酒則會傷身。通常在飲酒後約一個小時，對胃黏膜傷害最大，而過量的酒精會增加腸黏膜的通透性，易引發腹瀉，且由於它易被腸胃直接吸收的特性，也會影響小腸對其他養分的吸收能力。

有項關於酒類與腸胃的研究發現，「酒的種類」與「對腸胃的影響」關係詳見下表整理。另外，也發現超過五％的酒精濃度，則可能抑制胃酸分泌。

菸害

菸對人體有害無益是肯定的，雖然菸對腸胃的直接影響並不明顯，但有研究指出，菸所含的尼古丁與唾液一起吞嚥，會刺激中樞神經，而增加胃液分泌，對已受損的腸胃黏膜會更加造成刺激。此外，還有調查研究發現，抽菸者比不抽菸者的消化性潰瘍罹患率高出兩倍，且會顯著影響潰瘍病的痊癒率，並提高復發率。

◆預防永遠勝於治療

「預防勝於治療」，雖然是老生常談的說法，卻是保護腸胃健康的不二法門，下列預防腸胃疾病的原則，同時也是防止腸胃疾病惡化的方法，僅供讀者參考。

酒的種類	對腸胃的影響
啤酒	刺激胃酸
葡萄酒	刺激胃酸分泌量提高 4 至 5 倍
威士忌	不會增加胃酸
XO	不會增加胃酸

飲食多樣化，營養要均衡

各種食物中所含的營養成分不完全相同，若只顧偏食自己喜歡的某類食物，或完全不吃不喜歡的食物，則會造成營養失衡，腸胃沒有攝取均衡且充足的營養素，容易影響腸胃乃至全身的健康。

怎麼吃最均衡

要做到營養均衡、飲食多樣化，可參考行政院衛生署所建議的「每日飲食指南」，詳見下表所示。五穀根莖類每碗的份量約二〇〇公克（等同於一個中型饅頭或四片土司麵包）；蔬菜類每碟的份量約一〇〇公克；水果類每個的份量約一〇〇公克；魚肉豆蛋類每份的份量，魚、肉、家禽類約三〇公克，豆腐約一〇〇公克，豆漿約二四〇西西，蛋以一顆為一份；奶類一杯約二四〇西西；油脂類每湯匙約一五公

▶每日飲食指南

食物種類	建議份量	主要營養成分
五穀根莖類	3 至 6 碗	醣類、蛋白質、維生素 B 群。
蔬菜類	3 碟	膳食纖維、維生素、礦物質、植化素。
水果類	2 個	膳食纖維、維生素、礦物質、植化素。
魚肉豆蛋類	4 份	蛋白質、脂肪。
奶類	1 至 2 杯	蛋白質、鈣。
油脂類	2 至 3 湯匙	脂肪。

克。

其中，有鑑於新鮮蔬菜、水果對人體的益處，以及現代人嚴重的攝取不足，於是更進一步推廣「蔬果579」概念，如下表所列。

多喝水

水可以幫助新陳代謝、淨化血液、調整體質、促進排便，水分約占人體的七成左右，足見其重要性。

一般人而言，每天光是開水就至少得飲用五至六杯以上，再加上正餐的湯，才能達到每日人體所需的水量，若不喝湯則需喝到八杯水（每杯水約二五〇西西）。

飲料無法取代水

特別提醒的是，所謂的「水」並非飲料。在台灣兩三步就有一家飲料店，購買飲料相當便利，也成為許多人的飲食習慣

▶蔬果579，健康人人有

蔬果579	適用對象	概念
5	2至6歲兒童。	每天攝取5份蔬果，即3份蔬菜＋2份水果。
7	6歲以上兒童、少女、所有成年女性。	每天攝食7份蔬果，即4份蔬菜＋3份水果。
9	青少年、所有成年男性。	每天攝食9份蔬果，即5份蔬菜＋4份水果。

之一。由於飲料當中含有較多的糖分與電解質，不像白開水能很快離開胃，長期飲用會影響腸胃的消化吸收功能，進而影響食欲，壞處不少。

水該怎麼喝

至於喝水的時機，有人認為清晨起床時喝下一杯水，可促進經一夜休養調息的腸胃恢復蠕動速度，有利排便的作用。日常則不宜等到口渴時，才呼嚕灌下一大杯水，因為身體會出現口渴的徵兆，表示體內血液濃度已過高，血液流動不暢，此時已經影響氧氣與養分的運送。因此，最好能時時補充水分，小喝幾口，使水分能夠讓腸道充分吸收。而快速灌水，水分迅速通過腸道，還來不及吸收就送抵腎臟排出，對身體並無益。

正常的生活作息

腸胃是非常重視規律作息的消化系統，因為一餐的食物經完全消化，需要四至六小時的時間。精確的消化時間還得視吃進的食物種類與份量而定，所以定時用餐對腸胃保健是非常重要的一環。

作息規律才能定時用餐

定時用餐，建立在正常生活作息的前提上，若是生活作息紊亂，會打亂體內的生理時鐘，日常的飲食、活動、睡眠等節奏都會受影響。像早餐跳過不吃、晚餐當宵夜吃、睡前猛吃宵夜……長期下來，腸胃肯定是受不了，不鬧叛變那才是怪事。

中醫的氣血運行時刻表

就中醫的觀點，也有一套氣血經絡運行的規則，詳見下表。

氣血運行時間	行至經絡	說明
夜間 11 點至凌晨 1 點	膽經	淺眠期，身體不適者易在此時痛醒。
凌晨 1 點至 3 點	肝經	排毒期。
凌晨 3 點至 5 點	肺經	休眠期，留意保暖，重症病患最易發病、死亡的時刻。
上午 5 點至 7 點	大腸經	清晨排便的良時。
上午 7 點至 9 點	胃經	適合吃早餐的時刻，有利胃部消化。
上午 9 點至 11 點	脾經	為頭腦最靈敏的時刻，記憶力、注意力、學習力佳。
中午 11 點至下午 1 點	心經	建議先閉目休息一會，再行用餐。
下午 1 點至 3 點	小腸經	為分析力與創造力最佳時刻。
下午 3 點至 5 點	膀胱經	體力消耗，下午茶時間可補充一些水果。
下午 5 點至 7 點	腎經	嗅覺與味覺最敏感時刻，做晚餐剛剛好。
下午 7 點至 9 點	心包經	夜間精華時段，適合思考、進修、協商等。
夜間 9 點至 11 點	三焦經	前一段活動收尾，平靜心情與思緒，準備入眠。

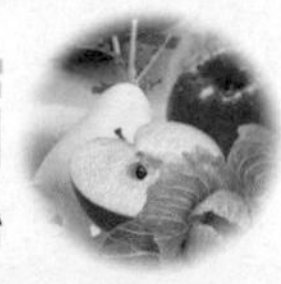

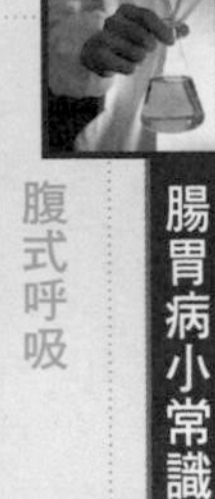

腸胃病小常識

腹式呼吸

＊「腹式呼吸」有別於「胸部呼吸」，乃是利用腹部運動橫膈膜，來控制空氣緩而深度地進出肺部。「吸氣時」，由鼻子將空氣深深吸入，使腹部緩緩向外膨脹；「呼氣時」，張嘴將氣深深吐盡，腹部緩慢往內縮。

良好的運動習慣

運動一向是維持身體健康的要素之一，腸胃牽動腹部、腰部的筋肉、腹膜、韌帶等。所以有益腸胃的運動，是能訓練、牽動腹部、腰部肌肉的運動，有支撐腸胃不至於下垂、促進腸胃蠕動與排便順暢、有益於消化吸收能力、舒緩精神壓力、促進新陳代謝與血液循環等種種好處。

有益腸胃的運動，並沒有特定的項目，未必非得搞到汗流浹背不可，重要的是能夠持之以恆的規律運動。像時下流行的瑜珈、有氧運動、伸展操、健走，甚至仰臥起坐，都是不錯的運動。此外，「腹式呼吸」也會運動到橫膈膜、腹部。

規律的排便習慣

規律的排便，也建立在正常而規律的生活作息的前提上，紊亂的生活作息必定擠壓到排便的時間，要能順暢排便，「便意」可不能少。匆忙的步調往往壓抑了便意，長久下來，便意不來，當心等到了便秘、痔瘡、憩室炎、大腸癌等腸胃疾病找上門來。

規律的生活作息，才能有時間「培養」便意，正常而順暢的排便。所以，從現在起好好調整作息，訂立個排便時間表，定時排便。

按摩通經護腸胃

近年風行的按摩，是很好的保健方法，在傳統中醫本來就有這樣一套經絡按摩的養生法。無論採用哪一種按摩方式，都能透過腹部按摩，按壓到腸胃，活絡該處的經絡氣血，促進腸胃蠕動與排便，恢復腸胃的柔軟與彈性，有助於腸胃整體機能的健康。

即使沒有專業手法，沒有專業工具，只要用手適度按壓，一樣可以達到按摩腸胃的目的，不需擔心「壓壞」的問題。

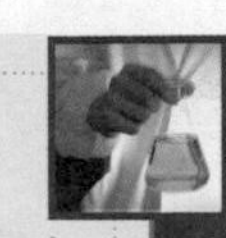

腸胃病小常識

自律神經與腸胃的關係

＊自律神經包括：「交感神經」與「副交感神經」，控管心跳、血壓等自動自發生理運作。當「交感神經」優位時，情緒興奮、緊張，腸胃血管收縮，消化液減少，腸胃活動減緩；「副交感神經」優位時，情緒平和、鎮靜，腸胃血管擴張，消化液增加，腸胃活動增強。

紓解壓力有一套，天天好

「精神力」一向就是人體對抗疾病「抗戰勝利」的重要助力，適度的壓力無礙於健康，但長期處於過度壓力與負面情緒下，身心都會受影響而出現問題。尤其腸胃的運作受自律神經控制，自律神經又與情緒息息相關，所以找出自己降低壓力、開心的方法，是非常必要的，對有些人來說，運動就是一種有效的舒壓方法。

定期健檢，腸胃保平安

要保腸胃平安，不需去廟裡上香拜拜，定期篩檢才是保健王道。

胃腸科常做的健檢，包括：肛門直腸觸診、糞便潛血檢查、鋇劑X光攝影、內視鏡超音波，以及胃鏡、大腸鏡、軟式乙狀結腸鏡等各種內視鏡檢查。

由於腸胃疾病「普及」，腸癌尤其嚴重威脅國人健康，平均每十萬人中就有近十九人死於大腸直腸癌。因此，行政院衛生署特別推動「大腸直腸癌篩檢計畫」。下列的高危險群應高度留意，接受篩檢：

- 有大腸癌家族病史的人。
- 曾患多發性大腸瘜肉或動過大腸癌手術的患者。
- 曾患有潰瘍性大腸炎或克隆氏病變（Crohn's disease）等發炎性大腸疾病的人。
- 有甲狀腺癌或乳癌等腺癌病史患者。

◆健胃整腸的關鍵營養素

「吃」對人體至關重要，食物與腸胃的關係，不僅在於維護腸胃的健康，更重要的是，食物中富含多種營養成分，透過腸胃的消化吸收作用後，提供給全身運用，是維持生命活動重要而根本的來源。

食物中的各種營養成分都是腸胃乃至全身所需的養分，不可偏廢，以下特別舉出的膳食纖維、植化素、益生菌、寡醣，是左右腸胃健康與疾病最密切的成分，但並不代表其他營養素就不必攝取喔！

膳食纖維

可說是「整腸」最典型的成分，有「腸胃清道夫」之稱，換句話說，「整腸排便」是膳食纖維最重要的作用。

其實，早先膳食纖維因無法被腸道消化分解的特性，被視為不具營養價值的成分，後來研究才發現，高纖維食物對便秘、痔瘡、憩室炎、大腸癌、高血脂症、血管硬化等許多生活習慣病的防治有益。

膳食纖維分為「水溶性」與「非水溶性」兩大類，前者溶於水，會成膠體狀；後者則會吸收水分，是最主要的排便成分來源。除此之外，還具有抑制與延遲醣類與脂質的消化吸收，防止血糖急遽上升，降低血中脂質含量，幫助調節血中膽固醇等作用。

有益腸胃的作用

■ **促進排便：**膳食纖維具有吸收水分或溶於水而膨脹的特性，一來增加糞便的體積，一公克的膳食纖維可使糞便容積增加約二十倍左右；二來增加糞便中的水分使其柔軟，促進腸道肌肉蠕動，以利將糞便推送出體外。

■ **預防大腸癌：**吸收水分與具黏性的特性，可將消化道中一些毒素、致癌物等有害物質與廢棄物吸附或稀釋，隨糞便一起排出體外，減少大腸癌的發生率。

■ **防治憩室炎：**膳食纖維促進腸道蠕動，使糞便快速通過大腸的同時，也減少了腸道的壓力，對憩室炎的防治都有所幫助。

腸胃病小常識

生活習慣病

*這個名詞源自日本，將不良的生活習慣如：飲食習慣、運動習慣、生活作息、抽菸、喝酒等所造成的疾病，稱為「生活習慣病」，包括：心臟病、糖尿病、肝病、高血壓、腦血管疾病、骨質疏鬆症、肥胖、癌症等。不過，二〇〇六年日本厚生勞働省（相當於台灣的衛生署）已將生活習慣病改稱為「內臟脂肪症候群」（Metabolic Syndrome）。

■延緩胃排空的時間：因為膳食纖維能溶於水或吸收水分而使體積膨脹，增加黏性，使食物留在胃中的時間較為長些，也可增加飽足感。

■幫助益菌增殖：膳食纖維能幫助腸內的乳酸菌大量繁殖，益菌增加，害菌減少。

哪裡吃得到

其實，幾乎所有的蔬果都含有膳食纖維，而且多半兩類纖維都有，只是含量多寡不同罷了。依膳食纖維的分類舉例如下表。

攝取時須注意

■弛緩型便秘患者應多攝取非溶性膳食纖維。

■痙攣型便秘患者則應避免攝取過多非溶性膳食纖維，以免增加對腸道的刺激，使緊張、痙攣所引起的便秘症狀更加嚴重。

膳食纖維種類	水溶性	非水溶性
細分類	甘露聚醣、果膠、樹膠、骨膠原、藻酸。	纖維素、半纖維素、木質素。
食物	蒟蒻、薏仁、燕麥、米麩、南瓜、甜菜、秋葵、海藻類、蘆薈，以及大部分的水果如蘋果、草莓、柑橘類等。	糙米、麥片等穀類、豆類、全麥麵包、麥麩、乾果，與水果、蔬菜等。

- 有脹氣症狀的人，暫時少吃高纖維食物，以免更加重不適感。
- 憩室炎發作期間，也最好暫停高纖維飲食。

植化素

植化素又稱「植物生化素」，是存在於植物中的化學物質，是個種類繁多的大家族，至今已知超過一萬兩千種，還在陸續研究發現中。

這個營養大家族，具有維持健康、調整與改善體質、預防疾病等多種且強大的作用，既是保健的營養成分，也是植物的色素成分，被視為二十一世紀營養界的超級巨星。

植化素族繁不及備載，僅列出與腸胃有關的常見成分，如下頁圖表所示。

腸胃病小常識

蒟蒻

＊蒟蒻就是俗稱的「魔芋」，與芋頭同科，採其生吃有毒的地下莖研磨成粉，再加工製成，具有高纖維、低熱量的特點，主成分葡甘露聚醣屬水溶性纖維，有極強的吸水性，對便秘、糖尿病、高血壓患者，以及減重者有益。

植化素	有益腸胃的作用	哪裡吃得到
類胡蘿蔔素	■ 維護腸胃黏膜細胞的健康。 ■ 誘導惡性癌細胞轉成良性，減少癌症的發生。	胡蘿蔔、彩甜椒、菠菜、甘藍菜、地瓜、南瓜、木瓜、西瓜、哈密瓜、芒果、紅番茄、柑橘類水果。
類黃酮素	■ 降低胃癌、大腸直腸癌等多種癌症的罹患率。 ■ 其中的前花青素，具抗細菌黏附的作用，對幽門螺旋桿菌引發的消化性潰瘍尤其有益。	茶、葡萄酒、大豆、豆腐、豆漿、葡萄、草莓、藍莓、蔓越莓、覆盆子、蘋果。
鞣花酸	■ 抑制消化道病菌。 ■ 減緩化療病患的不適。	覆盆子、草莓、藍莓、蔓越莓等。
含硫配醣體	■ 增加體內酵素的活性，間接清除致癌物，以維護腸胃。	花椰菜、高麗菜、青江菜、包心菜、大白菜、小白菜、芥菜等十字花科蔬菜。
異硫氰酸鹽	■ 抑制幽門螺旋。桿菌的感染，有助於降低胃潰瘍與胃癌的罹患率。	十字花科蔬菜。
吲哚	■ 使致癌物質無毒化。 ■ 抑制腫瘤的生長。	十字花科蔬菜。
薑黃素	■ 維持腸胃健康 ■ 保護胃黏膜，減緩胃潰瘍症狀。 ■ 抗菌。 ■ 抗發炎。 ■ 降低放射線、氧化等傷害，有助於防癌。 ■ 可清除致癌物質，抑制腫瘤的生長。 ■ 預防大腸直腸癌。	薑黃、咖哩。
葉綠素	■ 促進傷口療癒。 ■ 改善胃潰瘍。 ■ 抑制癌細胞，減少腸胃相關癌症的發生。	菠菜、A菜、地瓜葉、綠花椰菜、小麥草汁等，以及大部分的綠色或未成熟而呈綠色的水果。

攝取時須注意

■ 嚴重腎病患者、膽囊病患、正接受藥物治療的肝病患者、孕婦或餵乳婦女、兒童，應避免食用含薑黃素食物。

益生菌

簡單的說，益生菌就是對人體有益的細菌，所以又稱為「有益菌」，能幫助腸胃中的益菌增加，抑制害菌生長，可透過飲食來增加體內的益生菌，以調節腸內菌叢生態，維持腸道菌相平衡，主要包括乳酸菌與部分酵母菌。

一般的生理功能包括：調節免疫力、緩解過敏症狀、降低膽固醇與高血壓等，並有助於青春的維持。

有益腸胃的作用

益生菌對腸胃的作用，主要是透過調節腸道菌叢生態來啟動，相關作用如下：

■ 維持腸道正常運作，維護腸道健康，使腸道消化、吸收與免疫等功能正常運作。

■ 幫助消化，除了增加益菌來促進消化之外，乳酸菌在腸中發酵後，也會產生能幫助食物分解的維生素B群，從而促進腸胃消化。
■ 抑制幽門螺旋桿菌，從而預防或降低消化性潰瘍、胃炎與胃癌等的發生率或嚴重程度。
■ 預防與改善便秘。
■ 緩解腹瀉症狀。
■ 改善乳糖不耐症。
■ 舒緩大腸激躁症症狀。
■ 治療與改善發炎性腸道疾病。
■ 預防大腸癌。

哪裡吃得到

市售有許多乳酸菌飲料，如：優酪乳、優格、乳酪與其製品、養樂多、乳果、添加乳酸菌的牛奶等，都屬於益生菌食品。

✦攝取時須注意

- 由於一歲以下的嬰兒，消化道發育尚未完全，因此不建議食用。
- 切除一半以上小腸的人、曾因乳酸菌而引發敗血症等感染且免疫力降低者，最好避免食用。
- 痛風病患應避免從豆類發酵食品中攝取益生菌。
- 糖尿病患與洗腎患者，最好能先與專業營養師諮詢討論後，再行攝取。
- 正在減重瘦身的人，不建議飲用市售含糖的優酪乳飲品。

寡糖

寡糖不能被人體的消化酵素分解，不易消化，卻可經由腸內的益菌發酵、分解，產生氣體和小分子的代謝產物。

寡糖的種類很多，包括：木寡糖、果寡糖、乳寡糖、大豆寡醣、蔗糖寡糖、麥芽寡糖、異麥芽寡糖、殼質寡糖等。

有益腸胃的作用

寡糖與腸胃的關係，主要是透過刺激益生菌的生長與活性，抑制腸內壞菌的生長，維護腸胃健康，其作用如下：

- 促進營養素的吸收效率。
- 預防或改善便秘，寡糖被視為益生菌的食物，在被益菌利用、發酵後產生有機酸，進而刺激腸胃蠕動，達到促進通便的作用。
- 抑制腹瀉。
- 減少體內有毒發酵產物的形成。
- 降低腸胃發炎或腸癌的罹患率。

其實，益生菌的食物不僅寡醣，膳食纖維也是，不過後者無論益菌還是害菌都可「食用」，所以對益菌來說寡糖是更受歡迎的食物。

哪裡吃得到

寡糖主要存在於植物與微生物中，包括：花生、小麥、蠶豆、豆類、花椰菜、甜菜、蘆筍、牛蒡、大蒜、洋蔥、地瓜、海藻類、香蕉、蜂蜜等。

由於寡糖有甜味，甜度與熱量低，常被當作甜味劑使用在食品中，如含寡糖優酪乳、奶粉等。

攝取時須注意

- 由於大量食用含寡糖食物容易造成脹氣，易脹氣或正飽受脹氣不適的人最好少吃。
- 攝取過量，可能造成輕微腹瀉。
- 市售含寡糖飲料，多半也含有一般糖分，食用時要特別留意。
- 年齡在一歲以下的嬰兒，不建議攝取。

腸胃疾病的飲食調養

對腸胃病患者的飲食調養，採一般通用原則建議，再將各腸胃疾病的特別建議詳細羅列於99頁，以表格方式呈現。

一般腸胃疾病患者的飲食建議

應避免刺激腸胃黏膜組織或胃液分泌過量，而更加重腸胃的不適症狀，以下有十一項飲食原則，提供給讀者參考。

❶少吃堅硬、不易消化食物，如動物筋的部分。此外，以煎、炸、烤烹調的食物，也較不易消化。

❷少吃粗纖維食物，如穀類的麩皮、水果的皮及種子、豆類的外皮、蔬菜中的粗組織等。

❸少吃高脂肪食物。

❹少吃過酸食物。

❺少吃過熱食物。

❻少吃過冰冷食物。

❼少吃過度調味或烹調手法過度繁複的料理。

❽少食用刺激性食物與飲料，如：辣椒、咖啡、濃茶、可樂、汽水等。

❾少量多餐、定時定量，八分飽剛剛好，避免食用過飽而增加腸胃負擔。

❿細嚼慢嚥，使食物與唾液充分混合，以減少對胃黏膜的刺激。

⓫在愉快、輕鬆的氣氛下用餐進食。

▶各種腸胃疾病患者的飲食特別建議

腸胃疾病	飲食調養特別建議
便秘	1. 多食用富含膳食纖維的食物，如新鮮蔬果、蒟蒻、全穀雜糧類等。 2. 果汁盡量不要濾去殘渣，以增加纖維的攝取。
痔瘡	1. 多吃高纖維食物。 2. 盡量減少煎、炸、燻、烤等方式烹調的料理。 3. 尤忌吃辣味等刺激性食物。
脹氣	1. 少吃易產氣食物，如蘿蔔、地瓜、洋蔥、豆類與豆製品。 2. 喝水或飲料時，避免使用吸管吸取。
乳糖不耐症	1. 可改喝優酪乳。 2. 特別留意鈣質的補充。 3. 避免或少吃可能含有高乳糖成分的食物，如餅乾、麵包、冰淇淋、奶昔、玉米濃湯、沙拉醬、奶油等。 4. 若是程度較輕的患者，可採少量或與其他食物混合實用的方式，訓練腸胃逐漸適應。 5. 患者若為嬰兒，應改用不含乳糖的配方奶來餵食，以免腹瀉症狀影響嬰兒的生長發育與健康。
憩室炎	1. 平日應採高纖維飲食。 2. 憩室炎發作期間，須暫停食用高纖維與其他固體食物，改採流質或低纖維飲食，讓大腸獲得休息，待康復後再逐漸恢復高纖維飲食。 3. 若有嚴重反胃、嘔吐症狀，應先禁食，並採靜脈注射補充養分。 4. 避免吃進食物中的籽，如西瓜、芭樂等。
胃炎	1. 採低纖維、易消化的飲食。 2. 空腹時，避免食用咖啡、濃茶、甜食等食物，以免刺激胃酸分泌，更加重症狀。 3. 少吃易引起脹氣的食物。 4. 避免或少喝牛奶、奶茶。 5. 注意飲食衛生，避免幽門螺旋桿菌感染。 6. 若反覆出現出血症狀，在症狀緩解後，多攝食含鐵食物，如動物肝臟、紅肉、紅、綠色葉菜類、葡萄、蘋果等。

腸胃疾病	飲食調養特別建議
胃潰瘍＆十二指腸潰瘍	1. 低纖維、易消化的飲食。 2. 可多吃高麗菜或飲用高麗菜汁，改善潰瘍。 3. 少吃甜食。 4. 注意飲食衛生，避免幽門螺旋桿菌感染。 5. 若要喝牛奶，需在接受藥物治療的情況下，並先諮詢醫師與營養師。 6. 若併發出血症狀時，復原期間多攝食含鐵食物，如動物肝臟、菠菜、葡萄、蘋果等。 7. 急性胃炎病患一般會建議先禁食一至數日，讓胃獲得休息調養；恢復進食時，則先食用流質食物如米湯等，再視情況逐漸恢復正常飲食。
大腸激躁症	1. 限制鹽、糖的攝取量。 2. 攝取適量蛋白質。 3. 多攝取高纖維食物，便秘型腸躁症患者尤需水溶性纖維，如蒟蒻、燕麥等。 4. 用餐時，限制湯或果汁等液體的攝取量，以免沖淡胃酸。
胃癌	1. 採低纖維、易消化的飲食。 2. 攝取充足的蛋白質、脂肪食物。 3. 若患者接受化療，期間須採高熱量、高蛋白的飲食，並增加維生素、礦物質的攝取。 4. 進行胃癌切除手術患者，限制醣類食物的攝取，術後由流質、半流質食物逐漸恢復軟質、一般飲食。
大腸癌	1. 避免吃太多甜食，如甜點、糕餅、甜湯、零食等。 2. 採低油飲食，包括脂肪低的肉類、烹調少用油等。 3. 低纖維飲食。 4. 多補充各類維生素、礦物質食物。 5. 尤忌燒烤、油炸食物。

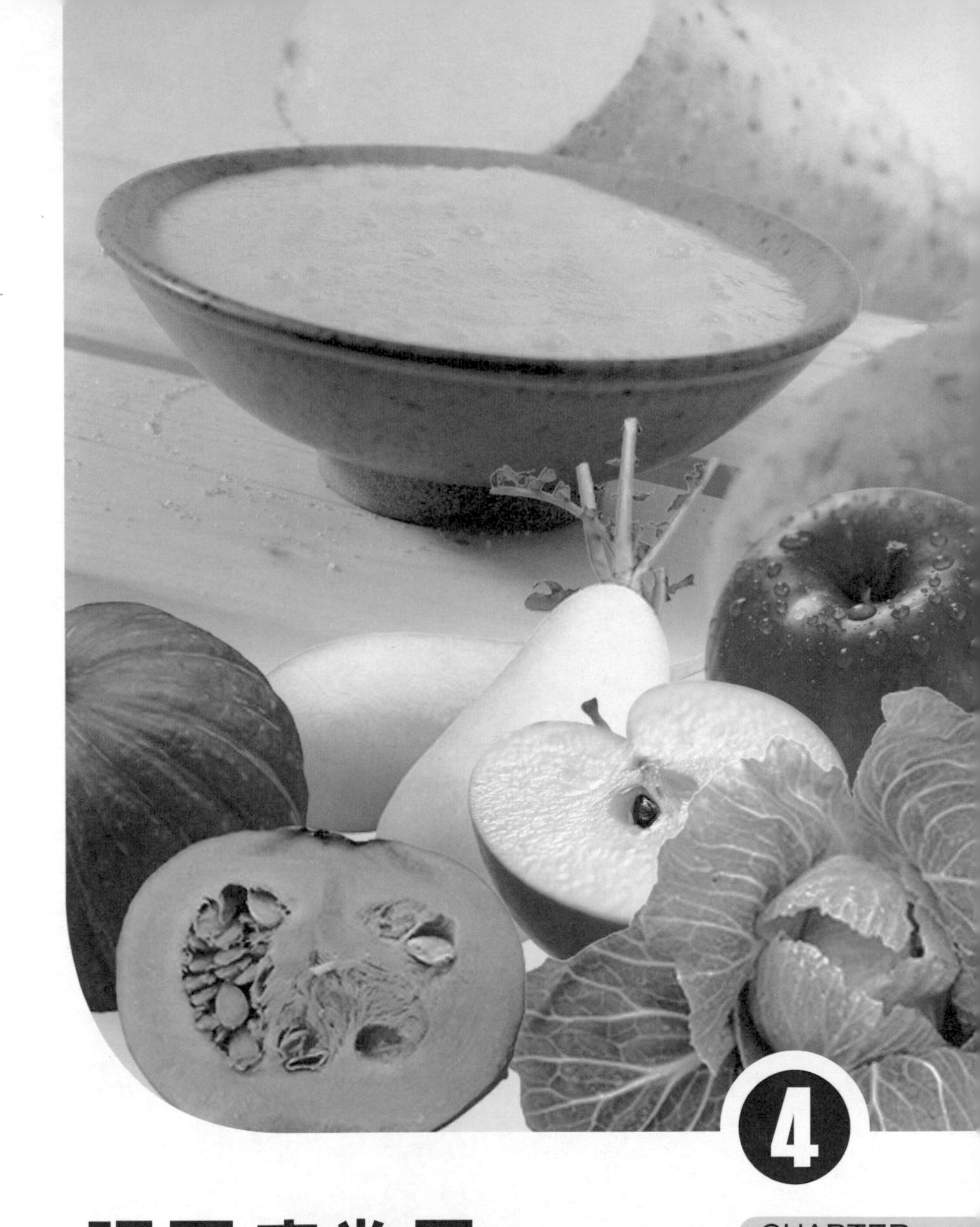

4

CHAPTER

腸胃病常見 101 個關鍵問題

◆腸胃觀念大掃除

Q1 胃不舒服，最好暫時不要吃東西？

有些人以為胃若不舒服，最好先暫時不要吃東西，以免加重胃的負擔，等過一會兒看胃會不會好一點，再進食。

其實，這種觀念不大正確，能不能進食，得視引起胃部不適的原因而定，若是由食物中毒或急性胃炎引起的，或是併有吐血症狀，的確不該再進食，以免增加胃的負擔，加重不適症狀。不過，若是由慢性胃炎或胃潰瘍等所引起的不適，不吃東西反而會增加胃酸對胃壁黏膜的損害，使得胃發炎或潰瘍的狀況更為加重。

因此，當你胃不舒服時，請先斟酌造成的原因，而非一股腦兒地不吃東西，然後「靜待其變」。

Q2 吃完東西都會想吐，是不是胃病了？

引起嘔吐的原因很多，腦部受到壓迫刺激、暈船、服用強心劑等藥物、甲狀腺機能亢進、尿毒症、妊娠、吃下腐敗或受感染食物、胃過敏，或急性闌尾炎、腹膜炎、胰臟或心臟疾病等都可能出現嘔吐症狀。而吃完東西經常會想吐，多半是腸胃等消化系統方面出了問題。

若是剛吃完東西，立刻想吐，並伴隨腹部脹氣、疼痛等症狀，可能有「急性腸胃炎」的疑慮；若是發生在飯後二至三小時，並伴隨出現在飯後半小時至二小時的腹痛或燒灼感，可能有「胃潰瘍」或「胃炎」的傾向；若發生在飯後約三、四小時以後，並伴有腹痛感，恐有「十二指腸潰瘍」的疑慮，確實情況還是建議到腸胃科進行檢查診斷。

Q3 要知腸胃好不好，聞「屁」就知道？

我們都知道「屁」是氣體，在腸中的氣體主要來自於隨食物吞食進入的氣體，以及食物中較不易消化的碳水化合物，經腸菌消化後產生的多餘氣體，這些氣體會隨腸道蠕動，從肛門排出體外，也就是所謂的「放屁」。

「屁」的成分與攝取的食物大有關係，一般無臭味氣體占絕大部分，而臭味氣體僅約一%左右，甲烷、氨等是主要成分，大多由細菌分解蛋白質所產生。所吃的食物往往會影響所放的屁，例如：食用肉類、蛋類、豆類等高蛋白質食物，會放臭氣沖天的屁；而薯類等澱粉含量高的食物會放不臭的響屁。

其實，正常放屁才健康，在臨床上，放屁更被視為腸胃蠕動功能恢復的重要指標，放不出屁問題才大哩！所以，別再將放屁視為奇糗無比而忍屁，小心忍出病來，以下表格簡略列出屁的氣味與腸胃狀態的關係。

▶屁的氣味與腸胃健康

放什麼屁	腸胃狀態
屁多且臭	可能是消化不良。
屁多不臭	可能是胃炎、消化性潰瘍等腸胃疾病，或肝、膽、胰臟出問題。
臭屁沖天	可能是消化道出血、潰瘍性結腸炎、出血性小腸炎、阿米巴痢疾等症，或是癌症晚期。
少屁甚至無屁	若伴隨腹脹、腹痛或腹鳴，可能是腸梗塞。

Q4 聽說看便便就可以知道腸胃好不好？

從糞便的外觀，的確可以辨認某些疾病，看出身體的健康狀態。上完廁所別急著沖水，可多留意排出的糞便狀況，及早發現可能的病變。以下表列數種糞便狀況，僅供讀者參考。

便便外觀		腸胃的可能情況
排量	重約 100 至 300 公克	正常
顏色	黃褐色	健康
	紅色	排除食物顏色，當心食物中毒、潰瘍性大腸炎、大腸癌
	黑色	胃、十二指腸、小腸上段出血，可能是消化性潰瘍或癌症
	白色	可能脂肪食物食用過量、消化不良
形狀	香蕉或牙膏狀	健康
	顆粒狀	便秘
	稀薄不成形	消化不良、暴飲暴食、大腸激躁症、急性腸胃炎、食物中毒
	細長形軟便	消化不良、腸道機能老化衰退
浮沉	半浮半沉	健康
	直沉到底	膳食纖維食物太少
氣味	不重	健康
	臭氣沖天	便秘
其他徵狀	血便	痔瘡、消化性潰瘍、大腸癌
	油便或馬桶水面浮油	消化不良

Q5 胃藥到底該怎麼吃才不會傷胃？

吃過飯後，胃痛就來顆胃藥；緊張忙碌的工作、會議中配著水呼嚕下肚的，多半也是胃藥。胃藥算是國人家中必備的一種藥品，但胃藥並不是萬靈丹，引發胃痛的原因很多。使用上除了要當心胃藥的副作用外，暫時的壓抑症狀，恐怕把真正嚴重的疾病掩蓋，而耽誤最佳的治療時機。

一般常見的胃藥有「制酸劑」、「胃酸抑制劑」、「胃黏膜保護劑」三大類，這些胃藥多半不需醫師處方，就能在藥局輕易買得到。所以，據行政院衛生署的調查，十五歲以上的國人四分之一有胃痛經驗，其中三分之二會自行買胃藥服用。

胃藥只能減輕不適的症狀，無法根治胃病。當你發現有異常狀況時，千萬別濫服胃藥，應該尋求醫師診治，以免把胃痛壓抑成嚴重的大疾病，下頁表列數種胃藥，並加以說明。

胃藥種類	說明	服用建議
制酸劑	含有鋁鹽、鎂鹽、鈣鹽等成分，透過中和胃部的酸鹼值，減緩胃部的不適。	❶ 建議偶爾發生胃痛者服用。 ❷ 液態的胃乳，藥效發揮快，多在胃痛時或飯前服用，藥效持續時間短。 ❸ 錠劑藥效稍慢，需嚼碎服用，以增加藥物與胃酸接觸的表面積，並加快藥物的分解與吸收，一般在飯後半小時至一小時間服用，藥效約可維持一至三小時。 【注意】可能出現便秘（鋁鹽）、腹瀉（鎂鹽）、胃酸反彈性增加（鈣鹽）等副作用，也可能影響其他藥物如胃酸抑制劑、鐵劑、強心劑等的吸收與藥效，最好相隔二小時服用。
胃酸抑制劑	透過直接堵住胃酸分泌的出口，以減少胃酸分泌。	❶ 建議長期習慣性胃痛的人服用。 ❷ 藥效慢，一般服用後約需半小時至一小時後才能發揮藥效，不過藥效可持續約十二小時之久。 【注意】❶ 降低腸胃免疫力。 ❷ 過度抑制胃酸分泌，反而造成胃酸分泌過多，引發慢性胃炎。 ❸ 過量服用，恐有肝毒性、腎毒性及其他全身性副作用。 ❹ 價格昂貴。
胃黏膜保護劑	主要在胃黏膜形成黏液保護層，或增進黏膜細胞再生，增厚屏障以保護胃黏膜細胞。	❶ 覆蓋型保護劑最好飯前服用，除了便秘、腹瀉，幾無副作用。 ❷ 前列腺素合成物保護劑常用於老年人、需服用止痛藥與頑固性潰瘍病患，有腹瀉之副作用。 【注意】❶ 鉍鹽保護劑為第二線用藥，藥物恐在腦部堆積，通常用於頑固性與易覆發性的潰瘍治療。 ❷ 甘草萃取物保護劑易形成水腫，不建議老年人或心肺功能較差者使用。

Q6 中醫有沒有什麼保養胃的方法？

中醫一向重視平日的身體調養，早有「預防勝於治療」，以及「醫食同源」的觀念，會根據個人的體質狀況，來做整體性的調養建議。中醫將胃系統看得很重，強調「有胃氣則生，無胃氣則死」之觀念，認為不但有胃病的人需要調養，一般健康的人也應注重，以預防胃病的發生。中醫認為，胃系統的疾病多半與飲食、生活習慣和情感心志有關，因此有以下保養胃的方法：

❶飲食定時定量，尤其早上七至九點走胃經，宜吃早餐養護胃氣，食物要營養豐富、吃熱食。

❷生活規律，睡眠充足不熬夜，避免過度疲勞。

❸在食療方面，胃喜潤惡燥，以清淡、易消化的食物為佳。胃寒者可食用溫熱性食材，如五穀、蔥、薑、紅棗、羊肉等；胃熱者可食清瀉之物，如苦瓜等苦味食物、瓜果類、清淡食物等。

❹憂思傷脾胃，而暴怒傷肝，肝氣犯胃，應盡量保持情緒穩定，避免過度緊張焦慮、煩憂思慮。

❺一般人平日則可諮詢專業的中醫師，服用四君子、脾胃散、人參健脾丸等健脾益氣的中藥。

Q7 聽說中醫治胃病，從治肝著手？

中醫不像西醫依器質或機能區分胃部疾病，而有胃炎、胃潰瘍、胃癌等之別，中醫引入「五行相生相剋」的概念，將身體視為一個整體，各部位發生的疼痛、不適，未必僅是該部位的問題，也可能由相關器官、部位所引發。脾胃屬土，有所謂「肝木剋脾土」的說法，當人體出現消化道的問題時，除了脾胃消化道本身必須診視之外，也不可忽略肝氣。

中醫不但將五行概念對應人體五腑六臟，也與情感心志結合，認為憂思傷脾胃，暴怒傷肝，容易暴怒的人其肝氣犯胃，容易造成胃氣血瘀滯不通，胃病就不易康復。因此，要治療胃病，得先從治肝下手，這是中醫的法則。

再次提醒，中醫所稱的「胃、肝」，並不完全等同於西醫的胃部器官、肝部器官。

◆腸胃疾病問題多

便秘篇

Q8 便秘會促使哪些疾病的發生？

便秘可說是現代人普遍的困擾，但千萬別小看這個難以啟齒的「小毛病」，它也可能是某些疾病的警訊，以下是便秘可能「催生」的疾病：

❶痔瘡：便秘使腸道血液循環不良，腹壓大，因而造成痔瘡。

❷憩室、憩室炎：因排不出而愈來愈乾硬的糞便擠壓腸道所引起。

❸假性腹瀉：硬結的糞便排不出來，部分液態物從硬便旁流出，造成腹瀉的假象。

❹直腸脫垂或肛裂：便秘患者為了排出硬便易過度用力，而造成直腸脫垂出現大腸盲腸破裂。長期便秘可能造成大腸扭曲打結、破裂。

❺腹膜炎：長期便秘使糞便完全阻塞腸道，排不出體外的糞便愈形乾硬，損傷腸壁，造成潰瘍乃至穿孔所引發。

❻大腸癌：糞便中的有害物質無法順利排出體外，而與腸壁不斷接觸，增加腸壁細胞吸收的機會，因而危害身體，長期下來可能使腸內細胞變異而逐漸癌化。

❼排便失禁：長期便秘，糞便乾硬損害肛門而導致。

❽排尿困難：糞便囤積直腸，壓迫到膀胱，影響排尿。

❾排便過於用力：傷害肛門，導致肛裂。

❿心律不整或暈厥：便秘者常過度用力排便，增加心臟負荷，可能誘發心律不整、心臟驟停，甚至暈厥。

Q9 腸內為什麼需要益菌？

人自出生後，尚未發育完全的腸道就有細菌的存在，其中以餵食母乳的嬰兒，腸內的益菌較多，比餵食配方奶的嬰兒佔優勢，餵食副食品以後就開始減少。

這些益菌不是平白無故存在的，它們在腸內會產生醋酸、乳酸、短鏈脂肪酸等有機酸，為腸道製造酸性環境，一方面有利己方益菌生長，一方面又可抑制害菌生長——腸內的害菌會利用消化後的食物殘渣發酵，產生臭氣和有害物質，使腸內環境偏鹼性，而抑制益菌的生存與成長。

此外，這些有機酸還可作為腸道表皮黏膜細胞的食糧，幫助細胞新陳代謝的順暢進行，使剝落的表皮黏膜細胞隨糞便排出體外，產生新的細胞遞補，從而維護腸道黏膜，有助於腸道健康。

Q10 用瀉藥或灌腸劑對付便秘，究竟是哪裡不好？

便秘對長期便秘的患者真是有口難言的痛苦，不少患者不僅使用醫師開出的藥劑，更不乏自行到藥房購買瀉藥、灌腸劑等使用，但長期下來可能出現一些副作用，往往使便秘情況更加嚴重，正確的治療方式還是得找專業醫師診治。以下列表指出此兩者使用之副作用供讀者參考。

項目	副作用
瀉藥	■ 降低大腸蠕動的能力，使腸道失去彈性，造成習慣性便秘。 ■ 瀉藥促成排泄，易使血中鉀離子含量過低，減少腸道蠕動的刺激，也會反過來造成便秘。 ■ 最常見的緩瀉劑，是透過刺激腸道神經，促進腸道蠕動，長期使用會使大腸黑色素沉著、腸道神經受損，因而影響腸道蠕動，反而造成更嚴重的便秘。
灌腸劑	■ 容易發生因角度不對或其他使用不當的情況，而戳傷肛門甚至直腸，造成疼痛，反而造成排拒心理，懼怕排便，而使便秘更嚴重。

Q11 大腸水療清宿便的療效如何？

大腸水療是利用機器將過濾並加溫過的大量溶液，在一定的壓力下，從肛門灌入，撐開大腸壁，以清除宿便。

其實，大腸水療是一種坊間常見的灌腸方法，在有專業醫療人員的指導下進行，大致安全，也的確有助於清腸。不過，實際上仍具有風險不容小覷：

❶灌腸的溶液若不夠乾淨，恐怕導致細菌感染，而引發敗血症；或是有些號稱添加神奇功效的成分，反而引起過敏或不適反應。

❷一般坊間的大腸水療並非由專業的醫療人員指導或執行，大幅提高將大腸壁挫傷，甚至大腸灌破、引發腹膜炎的風險。

❸長期使用，可能養成依賴性。

❹造成便秘的原因很多，如大腸癌等，倘若不論病因，貿然進行大腸水療，而不去找醫師診治，恐怕會耽誤治療時機而爆發更嚴重的後果。

其實，改善便秘最佳的辦法，就是高纖維飲食與多喝水，既方便、安全，又無大腸水療的風險與昂貴的醫療費用。

12 便秘是大腸癌的直通車？

糞便集結食物殘渣、體內死傷的細胞、代謝後的產物等廢棄物、毒素等，對人體無益、長留體內會成為有害的物質，正常情況下都會透過大腸肌肉的蠕動，被推出直腸肛門外，也就是所謂的「排便」。

便秘，簡易的說是指糞便無法順暢排出體外的情形，滯留體內的結果，一方面增加腸內腐敗壞菌將糞便中的成分發酵成致癌毒素的機會，一方面也大大增加了上述這些食物殘渣、廢棄物、毒素等有害物質與大腸壁的接觸，而大腸壁會反覆吸收留在腸道中的物質，在吸收糞便中的水分使其愈變愈乾愈不易排出的同時，也將有害物質一併吸收。

這些致癌毒素不斷刺激腸黏膜組織並加以破壞，自然增加瘜肉、大腸癌發生的機率。將便秘比喻為大腸癌的「直通車」，雖然頗嚇人，但千萬不能輕忽這條大腸癌的「捷徑」。

13 長期便秘會引發痔瘡？

痔瘡的形成與症狀的輕重，的確與便秘有很密切的關係，因為便秘造成糞便愈形乾硬且不易排出，排便時往往過度用力，致使臀部肛門一帶出現嚴重的靜脈瘀血情況而造成。此外，便秘也會使原先的痔瘡症狀更加嚴重。

便秘，可以說是痔瘡形成的主因，不過，並非所有的痔瘡都是由便秘造成的。飲食、遺傳、懷孕、睡眠不足、過度疲勞、缺乏運動、長時間維持同一姿勢如久坐或久站、肛門鬆弛或遭細菌感染等，都是可能引發的因素。

有些人擔心痔瘡還會透過傳染途徑引發，因而常見有人坐進公共場所或設施的座椅前，會先拍拍椅墊的畫面，這其實是對痔瘡的誤解。痔瘡的形成因素並不包括傳染，而與血液循環或肛門軟墊組織病變有關。

14 十個男人九個痔，痔瘡真的偏愛找男人？

民間流傳「十男九痔」的說法，換句話說，有九成的男人都患有痔瘡，真的嗎？

在實際門診上，因便秘而求診的女性人數約占便秘門診人數的一半以上，而便秘是造成痔瘡的主要因素，除此之外，女性比男性更多了一項致病因素——懷孕。懷孕期間因為腹壓增加，排便困難，而導致痔瘡的機率不低，再加上生產時的用力，更容易產生痔瘡或惡化。

以上種種推算下來，便可知「十男九痔」的說法不盡確實。臨床上統計，男性與女性罹患痔瘡的比例也大致均等，並無男女性別之差異，由此推翻了十個男人九個痔的唬人傳言。

若你是男性，也別慶幸得太早，性別機率降低，不代表你的實際罹患率減少，那句傳言改個說法：「十個便秘九個痔」也許比性別機率說更貼近實情，不想讓痔瘡找上身，就別犯了痔瘡的病因。

Q15 孕婦為什麼容易得痔瘡？

孕婦之所以容易飽受痔瘡折磨，主要是由以下因素所造成：

❶ **孕激素的影響**：懷孕期間，孕婦體內會大量分泌一種「孕激素」（Progesterone），使結締組織變得鬆軟，彈性增加，間接促使痔瘡擴張、脫出。

❷ **腹壓增加**：隨著胎兒的成長，子宮愈形增大，腹內壓力也跟著增加，影響肛門靜脈的回流受到阻礙，增加痔瘡的發生率。

❸ **活動減少**：隨著懷孕時間增長，腹部增大，行動益形不便，使得孕婦活動量愈來愈少，影響腸道的蠕動，提高便秘乃至痔瘡的發生率。

❹ **生產分娩**：生產分娩時，須使盡力氣將胎兒推擠出體外，過度的用力，使腹壓大增，易使痔瘡脫出。

❺ **懷孕的心理變化**：懷孕期間到生產完後，孕婦承受很大的心理壓力，罹患產後憂鬱症的更不在少數，心理精神壓力也是引發痔瘡的原因之一。

16 聽說廁所蹲愈久，痔瘡愈容易發作？

帶著想看的書報雜誌進廁所，邊培養便意排便，邊閱讀，甚至在廁所設置書報架，或將環境佈置得美輪美奐，與便便「長期抗戰」，這樣的畫面並不少見。

有人認為上述的做法可放鬆心情，幫助培養便意，而對廁所蹲愈久，痔瘡愈容易發作的說法嗤之以鼻大有人在。但這可不是危言聳聽，因為肛門若長時間用力，會使肛門括約肌長時間擴張伸展，而容易受傷，進一步損傷到肛門的支撐組織，就可能引發痔瘡的病變。

因此，醫學界普遍認為排便時間愈短愈好，三至五分鐘是最佳的「排便黃金時間」；至於「排便黃金時機」則在剛用完餐後，因為吃東西會誘導腸胃反射動作，促進腸道蠕動。與其在廁所蹲個老半天，不如把握排便的黃金「時間」與「時機」，培養足便意，再進廁所快速解決，既有助於改善便秘，又可減少痔瘡發作。

脹氣篇

Q17 懷孕為什麼容易脹氣？

孕婦懷孕期間面臨生理與心理上種種變化，也帶來許多不適的情況，而脹氣正是其中之一，造成懷孕期間容易脹氣的原因有：

❶ **子宮的壓迫**：隨著懷孕期增長，胎兒體重增加，愈形增大的子宮會壓迫到腸胃，自然影響了腸胃內容物與氣體的排放。

❷ **激素的分泌**：會影響腸胃的平滑肌鬆弛，肌肉蠕動減緩，易讓酸性的胃內容物逆流至食道下方，而胃排空時間延長，從而延長食物停留腸道的時間，增加細菌發酵、腐敗的機會，導致腸內產生大量氣體。

❸ **活動減少**：因為懷孕腹部增大的關係，影響行動的方便，而減少活動量，間接影響腸胃的蠕動。

❹ **飲食內容的改變**：有些孕婦的飲食內容與習慣可能因生理變化而改變，若攝取過多高蛋白質與脂肪的食物，而未充分攝取高纖維食物，會加重便秘情況，而造成

脹氣或使其惡化。

❺心理壓力大：產前產後心理壓力大，也會使腸胃蠕動減緩，而產生脹氣。

18 嬰兒為什麼也容易脹氣？

剛出生到一歲半的嬰兒容易出現脹氣，主要與下面幾個因素有關：

❶嬰兒的腹壁肌肉尚未發育完全，吃進的食物容易將嬰兒腹部撐大，尤其是早產兒，腹部脹起的情況會更為明顯。

❷作為主食的奶或奶製品，是患有乳糖不耐症的嬰兒腹脹的原因。

❸奶嘴、奶瓶也可能惹禍，嬰兒吮咬奶嘴或用奶瓶喝奶時，容易吸入空氣，使肚子鼓脹起來，造成脹氣。至於直接餵食母乳的嬰兒通常較不會脹氣，因為餵食過程中，嬰兒會挪動身體，有助於促進腸胃蠕動與排氣。

❹哭是嬰兒的慣性反應之一，在哭的同時容易從口腔中吸進大量空氣。

❺便秘會造成腸胃蠕動不佳、壞菌滋生，容易產生脹氣。

❻可能是腸胃炎、細菌感染或其他疾病等所引起。

乳糖不耐症篇

19 乳糖不耐症就是牛奶過敏嗎？

乳糖不耐症常與牛奶過敏反應容易混淆，是因為兩者喝了牛奶後，都會出現拉肚子的情況。其實，除了這一個相同點之外，其他特性都大不同。

乳糖不耐症患者的腸黏膜，無法產生充足的乳糖分解酵素，來分解消化牛奶與奶製品中的乳糖，於是產生大量的氣體與短鏈脂肪酸，從而引發拉肚子現象；牛奶過敏反應者，其免疫系統將牛奶與奶製品中的蛋白質當作入侵的異物，從而使腸胃產生異常敏感的反應——拉肚子。

乳糖不耐症與牛奶過敏的異同如下表所示。

	乳糖不耐症	牛奶過敏反應
起反應成分	乳糖	蛋白質
症狀	腹瀉、腹痛、腹脹、腹鳴、噁心、頻放屁	常見腹瀉、腹痛、腹脹、嘔吐等症狀，也可能發生起疹子、多痰、氣喘、鼻炎、煩躁、生長遲緩、便秘等
發生部位	僅限於胃腸道	以胃腸方面最多，其他如皮膚、呼吸道等
併發症	無	通常併有異位性皮膚炎、過敏性鼻炎、氣喘等
發作時間	食用後約三十分鐘至二小時	飲用後數分鐘至數日內不等

20 乳糖不耐症如何檢測？

成人一般採以下三種檢測方法：

❶ **糞便酸性測驗**：未被人體吸收的乳糖會被大腸內的壞菌發酵，產生乳酸等酸性物質，而隨糞便排出體外。

❷ **乳糖耐受測驗**：需先喝下乳糖飲料，二小時內重複抽血檢驗血糖上升的情形，乳糖不耐症患者因無法完全分解吸收乳糖，使血糖不上升或上升不明顯，而正常人的血糖則會明顯上升。

❸ **氫氣呼出測驗**：需先喝下乳糖飲料，檢測呼出氣體中所含的氫氣。乳糖不耐症患者無法吸收的乳糖，會被腸內的壞菌分解，而產生氫氣等大量氣體。然後經由大腸吸收進入血

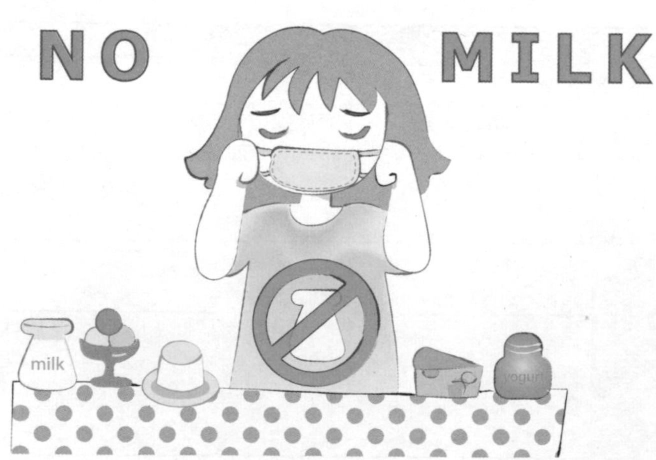

液，再運送到肺部，隨著其他氣體呼出體外。而一般人呼出的氫氣含量很低。

至於嬰兒，因為怕嬰兒喝下乳酸飲料，引發大量腹瀉乃至脫水的風險，大多僅採集糞便樣本進行酸性檢驗。

憩室炎篇

Q21 憩室炎跟大腸憩室一樣嗎？

大腸憩室與憩室炎不盡相同，大腸憩室包含「憩室炎」與「憩室出血」。以下表格呈現兩者形成原因、症狀、併發症與治療之差異。

	大腸憩室	憩室炎
形成原因	先天肌層發育不足，加上後天因素造成腸內壓力上升等，在腸道抵抗力較弱或血管出入之處，形成向外凸出的囊袋狀空間。	糞便塞在大腸憩室，引發腸黏膜發炎或穿孔。
症狀	大多無症狀。	腹痛、腹瀉、便秘、排尿困難或頻繁、發燒、嘔吐、白血球增加。
併發症	憩室炎（約一至二成五的機率）、憩室出血。	穿孔性腹膜炎、大腸周圍形成膿瘍或瘻管。
治療	■ 多吃高纖維食物、多喝水、少吃高脂肪食物。 ■ 改善生活習慣。 ■ 不需特別治療。	■ 從飲食與生活方面加以改善。 ■ 藥物治療。 ■ 手術治療。

22 憩室炎患者誤用大腸水療會致命？

簡單的說，大腸水療是將一種稱為「引流管」的管子放入肛門內，利用水「沖洗」腸道，以清除宿便。可想而知，要用水達到「沖洗」效果，必定具有相當的水壓，與游泳池的SPA水柱相比，大腸水療僅一磅多的水壓小了許多，正常使用下其實安全性高，並不至於造成傷害。但若以這樣的水壓，直沖原本已屬大腸壁上較脆弱、像一顆顆水泡的憩室炎，就容易發生沖破腸壁的危險。過去就曾發生這樣的病例，水療所使用的無菌溫水將腸中的內容物順著沖破的洞口帶進腹腔中，最後引發敗血症而死。

大腸水療打著水「療」的旗幟，其實並非醫療性的灌腸器材，在國人日益重視健康的心態下，進入直銷市場，在坊間大為盛行。雖然大多有標明潰瘍性大腸炎、大腸憩室炎、腎臟病、心臟病等患者與孕婦不宜使用，但一般人未必知道自己身體的狀況，在缺乏專業醫療人員指導的情況下使用，可能出現許多意想不到的傷害。

23 為什麼會胃痛？

在喊胃痛前，先確認一下疼痛的位置，別將所有的腹部疼痛都誤認為胃痛，真正的「胃」痛出現在上腹部中央至偏左部位。

胃炎所引發的疼痛症狀，與食物關係密切。進食時，食物不但本身會刺激到胃發炎傷口處，同時會誘發胃液、胃酸分泌，後者也會造成刺激，使患者產生燒灼感與刺痛感。除此之外，易刺激胃不自主的強烈收縮而出現胃痙攣，影響胃無法正常蠕動，胃中食物便無法充分消化。我們知道食物從胃進入到小腸，是分批送入的，而停留在胃中、未充分消化的食物在一、二個小時後，便開始腐敗發酵而產生氣體，從而引發胃部悶疼脹痛。

一般而言，「急性胃炎」患者剛吃過東西，立刻就會感覺疼痛；「慢性胃炎」患者則在空腹肚子餓或吃過東西後二、三個小時出現胃痛。

24 慢性胃炎和急性胃炎的差別，僅在病症發作的緩急不同？

急慢性胃炎的差異，的確存在於病症發作的緩急不同，但除此之外，在慢性胃炎與急性胃炎之間還有許多的差異，請見下表。

	慢性胃炎	急性胃炎
定義	胃黏膜的抗酸力改變，經長時間緩慢地損傷。	突發、急性的胃發炎。
症狀	上腹痛、燒灼感、打嗝、噁酸水、食欲減退。	上腹痛、腹瀉、噁心、嘔吐、燒灼感，甚至發燒、盜汗、腹瀉、嘔血、黑便，症狀較強烈。
胃痛發生時間	空腹肚子餓時、進食後二、三個小時。	剛吃過東西後。
病理組織	發炎的胃黏膜下有似蜘蛛網狀的血管叢，或凹凸不平的胃壁。	多發性胃黏膜病灶，出現充血、紅腫、黏膜脫落等，甚至嚴重時呈現不規則形深淺不一的潰瘍或糜爛情況。
引發因素	幽門螺旋桿菌是重要原因，其他因素有：酒精、藥物、X光、菸、咖啡、胃酸、膽汁、自體免疫等。	不當飲食是主因，其他還有酒精、藥物或化學藥劑、熱、放射線、細菌、濾過性病毒等感染，以及嚴重創傷帶來的精神壓力。
治療情況	較不易治癒，需針對病因來根除，並多採飲食控制與藥物治療。	經飲食與藥物治療，約三、四天後多半會改善或痊癒，有些則轉成慢性胃炎。

25 胃藥也是造成胃炎的凶手？

我們都有「凡是藥物都有副作用」的認知，但是用來治療胃病的胃藥竟然也會反過來謀殺胃，成為胃炎的凶手，這就很嚇人了！

胃藥一般可分為黏膜保護劑、促進腸胃蠕動藥物、中和胃酸的制酸劑、抑制胃酸分泌的副交感神經阻斷劑、第二型組織胺拮抗劑，或氫離子幫浦阻斷劑等幾大類，除了前兩項與胃酸無關，其他的藥物都是利用對胃酸的作用來發揮療效。

胃酸是胃部分泌液中的一種，透過強烈的酸性殺滅進入胃部的細菌，從而為腸胃拉起防線，會服用胃藥的人一定是因為腸胃不適或疾病，胃部多半已有損傷，長期服用胃藥，會使胃中的酸鹼值紊亂，抑制細菌的防衛能力降低，細菌容易滋生、作亂，或者過度抑制胃酸分泌的結果，反而使胃酸分泌過多，更加創傷已受損的胃壁，從而加重胃部的不適感，甚至逐漸造成慢性胃炎。

26 吃飽後常有噁心感，可能是消化性潰瘍搞的鬼？

噁心是許多疾病的症狀之一，並非腸胃疾病的特定病徵，很難單憑噁心症狀來辨別疾病。不過若是飽餐之後持續有噁心感，想吐又吐不出來，打嗝後噁心的不適感暫時獲得減輕，過一會兒又開始出現噁心感，如此反覆折騰，加上餐後一至四小時間出現腹痛，或凌晨兩點時分痛醒，或伴隨打嗝、噯氣、脹氣、胸口灼熱、食欲不振、體重減輕，甚至吐血、貧血、黑便等症狀，便有可能是消化性潰瘍搞的鬼。

消化性潰瘍多半有胃酸分泌過多的情況，用來消化分解食物的胃酸，有時在人體吃進食物後，有時則是肚子飢餓時，會發出訊息刺激副交感神經，促進胃酸分泌，胃酸分泌過多可能造成胃酸上逆、胃中內容物逆流食道，或嘔吐反過來刺激副交感神經等，容易引發噁心感。

Q27 消化性潰瘍都是由幽門螺旋桿菌引起的嗎？

據研究調查，在消化性潰瘍的「大宗」中，約有九成以上的十二指腸潰瘍患者，以及超過七成的胃潰瘍患者，同時出現幽門螺旋桿菌感染的情形；反過來看，約有六分之一的幽門螺旋桿菌感染者會發生消化性潰瘍。由此可見，消化性潰瘍雖不全然都是由幽門螺旋桿菌所引發，但與這種病菌的關係相當密切。

對於幽門螺旋桿菌如何引發消化性潰瘍，還有待更確切直接的證實。目前有一種推測認為，幽門螺旋桿菌進入胃後，與胃上皮細胞緊密相連而進行侵襲工作，擾亂胃中的酸鹼值，促使胃壁細胞大量分泌胃酸的同時，也使抑制胃酸的分泌液紊亂或減少。加上其他病因的刺激，共同促進胃潰瘍的形成，胃部被損害，緊連胃的十二指腸球莖部也開始起變化，腸上皮剝落後卻長出胃的上皮，這群幽門螺旋桿菌察覺類似的組織，便於「遷徙」，於是進入十二指腸，造成十二指腸潰瘍。

28 止痛藥為什麼也會引發胃潰瘍？

一般說來，止痛藥有兩種，一種是類固醇，一種則是非類固醇止痛藥，對類固醇非常忌憚的國人而言，後者聽起來似乎傷害性較小，事實上未必如此。對腸胃來說，若遵照醫師的指示適度使用類固醇，造成胃潰瘍的問題不大，反倒是非類固醇止痛藥，如最有名的阿斯匹靈，被視為繼幽門螺旋桿菌之後傷害腸胃的第二大凶手。而止痛藥造成的潰瘍病，以胃潰瘍最多。

臨床證實，無論是類固醇還是非類固醇的止痛藥，都會引起胃痛、胃潰瘍等腸胃問題，究竟止痛藥是怎麼引發胃潰瘍的呢？止痛藥會從胃黏膜組織開始破壞，進而增加胃壁的滲透性，促使胃酸過多流入胃壁裡進行侵蝕作用，逐漸造成潰瘍。

更可怕的是，這類藥物本身的作用是「止痛」，所以即使引發了潰瘍，身體也不易明顯感到不適，還將病況壓抑下來，往往要等到出現黑便、吐血等症狀才驚覺，此時潰瘍情況多半已經很嚴重了。所以，千萬要小心「藥」害！

29 要如何分辨胃潰瘍與十二指腸潰瘍所引發的疼痛？

胃潰瘍與十二指腸潰瘍可以說是難兄難弟，兩者最大的不同在於發生部位，其他大致上相同，那該怎麼分辨兩者所引發的疼痛呢？就痛感來說，下表指出兩者的分別。

30 胃潰瘍治癒後，會不會再復發？

根據一些統計調查發現，約有三至四成的胃潰瘍患者會復發，其中以三十至五十歲的青壯年復發率最高。從發生潰瘍開始到完全治癒，通常需三個月的時間，這麼長的治療期不吃東西又不行，而胃又是人體重要的消化器官，吃進的食物一定會通過胃，處理食物對此刻發生潰瘍的胃部著實是一大負擔，若是發生未充分咀嚼的食物磨損甚至卡在潰瘍傷處，更增加治療的困難度。

	胃潰瘍	十二指腸潰瘍
何時痛	餐後、半夜，疼痛持續一至二小時。	空腹、睡前。
痛處	主要在肚臍上方正中央處，包括左上腹部、前胸左下方、後背都有可能是胃潰瘍疼痛的範圍。	肚臍上方偏右側。
痛感	上腹部有刺痛、脹痛或燒灼感。	上腹部的刺痛、脹痛或燒灼感更為明顯。
進食與痛	進食後加重痛感。	進食後減輕痛感。
規律性	較不固定。	規律性與週期性疼痛。

胃潰瘍復發的時間，大多在治癒後半年至一年內，反覆的發作，會使潰瘍處周圍逐漸纖維化，致使癒合速度緩慢，加上現代人工作忙碌、生活步調緊湊，造成情緒緊繃、壓力大，在在有礙於胃潰瘍的根治，也是影響癒後復發的原因。

31 要減少消化性潰瘍的復發，該怎麼做？

消化性潰瘍之所以棘手，主要在於病症容易復發的特性。許多調查統計顯示，每十個胃潰瘍病患中，就有三到四個人復發，復發時間多在治癒後半年至一年間。因此，要想改善與預防消化性潰瘍的復發，建議遵循以下原則：

❶遵照醫師指示服藥，通常胃潰瘍癒後會持續服藥一至一年半。
❷與醫師保持聯繫，定期做內視鏡檢查。
❸平日多喝水。
❹飲食上避免堅硬、不易消化、刺激的食物，諮詢營養師視情況採軟質或流質飲食。
❺飲食習慣方面，少量多餐，細嚼慢嚥，充分咀嚼。
❻保持心情愉快，找到紓解壓力的方式。

7 生活作息規律而正常，睡眠充足。
8 適度運動。
9 戒菸、戒酒。
10 若是需長期服藥的慢性疾病患者，應與醫師討論用藥，盡量減少服用阿斯匹靈等非類固醇止痛藥或傷害消化道的藥物。

Q32 胃潰瘍不理會，小心變成癌？

一般消化性潰瘍患者在接受藥物治療二至三個月後，潰瘍傷口多半就能癒合。不過，胃潰瘍容易復發，一再經歷**潰瘍發生↓癒合↓瘢痕↓復發**的循環，讓人不禁擔心胃潰瘍會不會轉變成胃癌？這個說法目前仍有爭議。不過，目前的調查研究發現，胃潰瘍患者罹患胃癌的機率確實大於一般人，且兩者都與幽門螺旋桿菌感染有關。

所以，胃潰瘍患者應積極尋求醫師的診治，尤其是有幽門螺旋桿菌感染的情形者，可透過藥物治療配合飲食調養來根治，其中乳酸菌的食用不但有助於提升成功根治率，還可減少副作用。

此外，持續追蹤、定期檢查，平日則留意自身胃潰瘍的痛感與規律性是否有改變、有無明顯消瘦、心窩下或腹部是否出現腫塊、有無不明黑便等變化，這些觀察都有助於預防胃癌的發生。

大腸激躁症

33 大腸激躁症患者為什麼腸道會過度敏感？

大腸激躁症患者不是持續便秘，就是不斷腹瀉，還有兩者都來的，雖不致命卻很擾人。這種腸道疾病至今仍不確知其病因，有許多研究發現這類患者有腸道過度敏感的傾向，在正常刺激下就會過度敏感，而出現不正常的反射動作與腸道運動，值得注意的是，表面皮膚的痛感卻無異於正常人。

至於是什麼原因引起腸道過度敏感，有人提出下面數種可能狀況：

❶可能曾遭細菌感染、發炎、暴露於化學物質毒害等，造成腸黏膜組織受損，而變得異常敏感。

❷ 腸道肌肉過度伸張。

❸ 腸壁上佈滿許多神經細胞，藉此與大腦緊密連結，可能雙方各自出狀況，或是中樞神經發出下傳的訊號出問題，或是脊髓神經交界處有滲漏狀況所造成。

34 壓力與負面情緒如何引發大腸激躁症？

情緒緊張、壓力大時，身體會出現一些狀況，如發抖、食欲不振、頻頻跑廁所等，這是我們普遍都有的「經驗」，但會不會造成大腸激躁症，目前仍有爭議。不過有心理分析調查發現，大腸激躁症患者的確有心理上的問題。我們可以這麼說，雖然大腸激躁症不全由情緒、壓力引起，但不少患者症狀發作與心理因素脫不了關係。

大腸激躁症又稱「神經性大腸」，可知此症與神經關係密切，大腸與大腦透過控制腸道肌肉運動的自律神經纖維緊密連結。依此看來，情緒與壓力透過這個管道，很容易對腸道造成影響，所以在治療上，有時也會配合心理治療，調適心理壓力或負面情緒。

35 要怎麼分辨大腸激躁症與其他腸胃疾病？

許多腸胃疾病的症狀都非特定性，可能出現的症狀彼此相似，增加了辨別的困難，而大腸激躁症又稱「腸激躁症候群」，可知它是一群症狀的集合，所以在診斷上需先排除其他的腸胃疾病，得到「以上皆非」的結果，才能確診為大腸激躁症。

辨別的方法，主要透過個人病史、理學檢查、糞便潛血檢查（檢驗肉眼看不出的便血現象）、內視鏡（包括大腸鏡、乙狀結腸鏡等）、下消化道X光攝影、心理方面檢查，藉此排除腸癌、腸炎、憩室炎等腸胃疾病與憂鬱症，並且符合臨床上的定義：**必須在一年內發生超過十二周的時間（時間未必連續）排便習慣改變，伴隨腹**

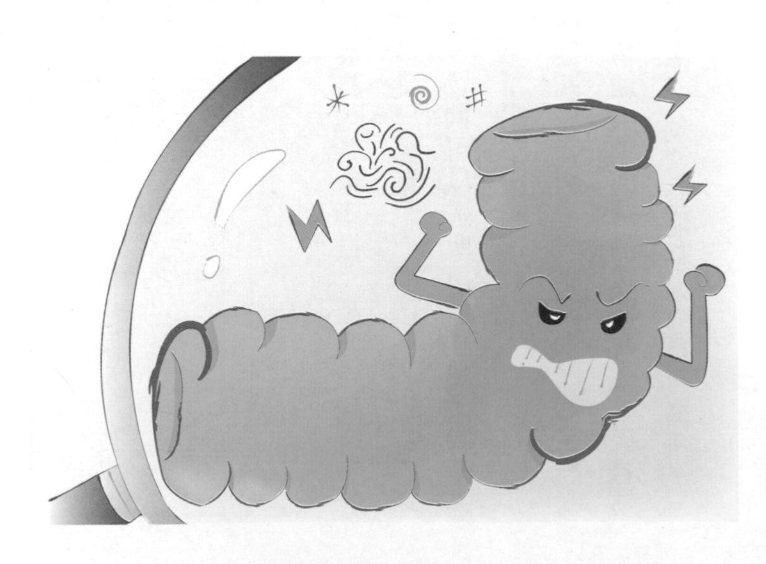

痛症狀，解便後痛感消失等。

此外，大腸激躁症還有幾個特點，平日可自我觀察：

❶長期、慢性地反覆發作。

❷不會併發黑便、血便、發燒等症狀。

❸體重不會減輕。

日常保健與預防

Q36 常見的腸胃檢查項目有哪些？

一般醫院針對腸胃狀態，常採用下表所列數種檢查方式。

檢查項目	說明	建議對象	缺點
肛門直腸觸診	醫師帶上手套將手指伸入患者肛門直腸進行檢查，有助於診查出直腸瘜肉與癌症。	■ 痔瘡患者。 ■ 肛門出血者。 ■ 肛門長膿包的人。 ■ 有肛門廔管患者。 ■ 有大腸直腸癌疑慮者。	檢查範圍小，診斷不完全。
糞便潛血檢查	從糞便中檢查是否帶有血液，若呈陽性反應，需做內視鏡檢查。	■ 五十歲以上至少每五年至少檢查一次。	準確率不高。
抽血檢查	可檢查各種血液成分、酵素、是否有幽門螺旋桿菌抗體，以及腫瘤標幟檢查等。	■ 反覆出現餓痛、半夜痛醒、噁心、嘔吐等症狀超過十二個星期以上者。 ■ 家人感染幽門螺旋桿菌者。 ■ 家中有潰瘍患者的人。 ■ 四十歲以上的人。	無法單獨檢驗出任一腸胃疾病。

檢查項目	說明	建議對象	缺點
內視鏡檢查	包括：胃鏡、大腸鏡、乙狀結腸鏡、直腸鏡等有數十種之多，主要觀察腸胃消化道有無病變、出血，組織潰瘍與癒合的情況。檢查中會視情況做切片，以增加準確度，並可切除瘜肉，有些醫學中心還可切除早期胃癌。	■ 排便習慣改變的人。 ■ 有血便、糞便有潛血或常下腹疼痛者。 ■ 有大腸癌或瘜肉等家族病史者。	費用昂貴，檢查前的準備工作多，時間長。
內視鏡超音波	結合內視鏡與超音波的檢查方式，可細查出有無腫瘤、腫瘤位置、侵犯深度等，約需半小時的檢查時間。	■ 所有內視鏡檢查之建議對象。 ■ 有家族消化道癌症病史的人。	費用昂貴，檢查前後的準備工作多，需控制飲食。
鋇劑X光攝影	以鋇劑灌腸，進行X光攝影，觀察腸道，主要進行大腸炎、憩室、瘜肉、消化道潰瘍、癌症等檢查。	■ 排便習慣改變的人。 ■ 經常出現脹氣、腹痛、噯氣等症狀者。 ■ 有家族消化性潰瘍病史的人，或有消化性潰瘍病史患者。	檢查前需做腸道清潔，有痛感、癌症與瘜肉可能被略過，準確率不高。

37 誰需要做胃鏡檢查？

胃鏡又稱「上消化道內視鏡」，是一條細長的塑膠軟管，前端有個發光器照亮，並裝置攝影機，從口腔往下伸入食道、胃、十二指腸等上消化道；另一端則連到內視鏡主機上，由醫師操縱把持，觀察這些器官組織是否有發炎、糜爛、潰瘍、出血、腫瘤等病變。可發現幽門桿菌感染、慢性胃炎、消化性潰瘍、食道炎，或早期的食道癌、胃癌與其他無明顯症狀的腫瘤等腸胃疾病。

胃鏡除了健康檢查之外，還兼具治療的雙重功能，對出血部位可直接利用這條伸入上消化道的管子進行止血，胃長瘜肉可切除，對於腫瘤可夾取出些許組織檢驗，有些醫學中心還有能力切除早期胃癌。那麼哪些人需要做胃鏡檢查呢？若符合以下身體狀況者，應進行胃鏡檢查：

❶年滿四十歲以上，尤其是有大腸癌或瘜肉等腸胃疾病患者的血親，或本身曾罹患過的人，皆需定期檢查，以免癌變。

❷長期上腹不明原因疼痛的人，上腹疼痛是多種疾病的症狀，務必釐清，尤其五十歲以上的中老年人更應留意，定期做胃鏡檢查。

❸ 排便習慣改變的人，包括過去沒有便秘或腹瀉，或糞便變成硬塊狀或稀軟狀。

❹ 解黑便者，甚至糞便呈現柏油狀。

❺ 出現吐血的人，特別是嘔出暗紅色或鮮紅色的血，尤其要注意。

❻ 有吞嚥困難的人。

❼ 異物進入上消化道的人，可利用胃鏡取出異物，並觀察異物是否已在上消化道引起發炎、糜爛等傷害而造成病變。

❽ 上腹部摸到有腫塊，可透過胃鏡檢查，釐清腫塊為良性還是惡性，以及腫塊的確切位置。

❾ 本身已經或曾罹患萎縮性胃炎的患者，恐怕進一步惡化成胃癌，應做胃鏡檢查以便追蹤。

❿ 曾是或已罹患消化性潰瘍病的患者，透過胃鏡檢查，追蹤與控制病況。

⓫ 曾動過胃部切除手術的患者，癌變機率高於一般人，也應定期做胃鏡檢查。

Q38 誰需要做大腸鏡檢查？

大腸鏡類似胃鏡，為一條細長的塑膠軟管，一端由醫師操縱，連線到電腦主機；另一端前方裝置攝影機，從肛門由下而上，沿著直腸、乙狀結腸、降結腸、橫結腸、升結腸至盲腸的順序進入。像個伸入體內的探照鏡一樣，觀察整個大腸是否有發炎、潰瘍、出血、瘜肉、腫瘤等病變，可檢查出瘜肉與早期大腸直腸癌等。大腸鏡除了檢查功能外，與胃鏡同樣可做止血、腫瘤組織切片、瘜肉切除等治療。

若身體符合以下狀況的人，建議前往醫院做大腸鏡檢查：

❶有血便的人，除非能確認是痔瘡引起的，否則最好能進行大腸鏡檢查，確認是否為瘜肉、潰瘍、大腸發炎或大腸癌造成的。

❷糞便檢驗出現陽性潛血反應的人，需透過大腸鏡檢查，輔助釐清是良性大腸直腸腫瘤還是癌症。

❸排便習慣改變的人，如近幾個月來常便秘或腹瀉，若有體重減輕、迅速消瘦情況的人，更不該略過大腸鏡檢查。

❹經常下腹疼痛的人，可能是多種疾病的病症，可利用大腸鏡檢查幫助釐清疾病與

病灶。

❺不明原因的慢性腹瀉患者，可能是許多疾病的症狀，最好能利用大腸鏡來釐清腸胃是否有病變。

❻曾罹患大腸癌的患者，必須透過大腸鏡追蹤與控制病情。

❼曾罹患大腸腺瘤的患者，為大腸直腸癌的高危險群，應定期做大腸鏡檢查。

❽曾罹患瘜肉切除的患者，也同為大腸直腸癌的高危險群，最好定期檢查。

❾曾罹患慢性潰瘍性結腸炎的患者，需透過定期大腸鏡檢查，追蹤並控制病情。

❿有瘜肉或大腸癌患者的血親，癌變的機率比一般人要高。

⓫罹患其他部位癌症的患者，追蹤癌細胞是否有轉移情況。

39 為什麼飯後運動會傷胃？

適度的運動，能使腹肌受到鍛鍊，有助於腸胃蠕動、幫助消化，對紓解壓力也有正面的幫助，但運動需適度與適時，否則反而對身體有害。到底為什麼飽餐後立即運動會傷胃，甚至出現腸胃不適的情況呢？

吃進的食物進入消化系統，在通過腸道時，腸壁吸收了養分，從微血管進入血液循環，送進肝臟進行代謝後，再透過血液循環送至全身。而運動時，體內的血液會流到各個運動到的肌肉組織中，剛吃飽飯馬上運動，原本該忙於應付食物的血液，這時得趕緊跑去應付運動肌肉，自然影響消化工程的進行。其次，運動會使神經中樞亢奮，影響自律神經，而腸胃蠕動、胃液分泌等都歸自律神經控制。

這兩個因素使腸胃蠕動減緩，消化腺的分泌液也大為減少，即使當下沒有胃痛，長久下來，也會對胃造成傷害。

Q40 適當的運動能改善脹氣的不適？

脹氣的不適感，來自於氣體脹滿胃腸道，若能適度做些伸展運動，可促進腸胃蠕動，有利於腸胃中的氣體排出。

以下提供幾種改善脹氣的運動：

❶ **散步或慢走**：散步或慢走約十分鐘，不要劇烈。

❷ **胸前伸展操五次**：深吸一口氣後，頭盡量向後仰，下巴上抬，胸腹向前挺，腳尖

墊高，維持此姿勢約十秒，一邊緩緩吐氣。

❸**蜷曲動作：**身體躺平，兩腳向上縮起，雙手抱膝呈蜷曲狀，壓迫腹部。

以上是針對尋常脹氣的改善運動，若是有其他症狀，建議前往醫院檢查診斷，以釐清是否為腸胃炎、消化性潰瘍或大腸激躁症等所造成的。

41 什麼樣的運動有助於改善胃潰瘍？

改善胃潰瘍，其實並沒有特別指定的運動項目，只要符合「適度」與「適時」，就是適宜的運動。

所謂「適度」，是指避免具有競賽、賭博、突擊性質，會引起生理或心理上激烈、緊張狀態的運動，以免造成胃潰瘍患者身體負擔過重，生理紊亂。一般多會建議做些和緩、不劇烈的運動，例如：伸展操、瑜珈、慢跑、太極拳、氣功等。

所謂「適時」，是指飯後不宜立即運動，最快也應在半小時後才能開始運動，且運動前應先做暖身動作。

再說，精神壓力與負面的情緒，本是誘發胃潰瘍的原因之一，適宜的運動，有助於鬆弛緊繃的肌肉、神經，舒緩壓力，平和情緒，對胃潰瘍患者有正面的影響。

Q42 聽說溫水坐浴有助於改善痔瘡？

溫水坐浴，是痔瘡患者的日常調養方法。透過促進肛門的血液循環，放鬆肛門括約肌，減緩肛門收縮，從而緩解疼痛，另外也有清潔痔瘡傷口的作用。

溫水坐浴的方法，一般是使用四十度左右的溫熱清水，採抱膝姿勢坐入，臀部盡量攤開並稍微運動腹部力量，持續約十至十五分鐘，每天三至四次，坐浴後可趴臥床上稍作休息。

進行坐浴的時機，最好是在排便後、便後出血、痔瘡脫出或每晚淋浴後。此外，醫師也建議在橡皮筋結紮法治療後、外科手術隔日去除紗布墊後施行坐浴。

另外要提醒的是，溫水坐浴只要使用「清水」，不需使用肥皂、沐浴精等清潔劑，有些人為了消毒殺菌，還特地使用添加藥效或化學劑的清潔用品，反而造成過敏或油脂減少而出現搔癢不適，甚至還可能使症狀加重，得不償失。

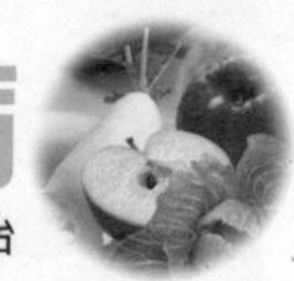

43 按摩是否能消除脹氣？

脹氣，多半是不當飲食所引起的，包括飲食習慣如狼吞虎嚥、邊吃東西邊說話等，或是與食物內容有關，未充分分解消化的食物遇到腸胃中的細菌而被發酵，會產生大量的氣體，加上「吞入」的氣體，腹部當然會脹氣。只要把這些氣體排出體外，消了氣，自然就不會脹痛不適了。

那麼，要如何消除脹氣呢？不少醫師，尤其是中醫師建議，按摩是個好辦法！按摩消脹氣的手法，最簡單的就是順時針方向、力道適度的按摩腹部，增加腹肌或腹部運動，促進腸道蠕動以利排氣。也有點類似透過外力施展作用，將體內的多餘氣體擠壓出體外，但切忌過度用力。另外，中醫特有的穴道按摩法，則是按在穴道上，疏經調氣以利消氣。

44 穴位按摩有助於改善潰瘍疾病？

中醫認為，經絡是「氣」的通道，人要「精、氣、神」三者俱足，才會健康。而中醫早有特殊的穴道按摩手法，可透過按摩特定穴位——足三里穴（膝蓋下凹三寸處）、內關穴（手腕下約三根指頭寬處）、期門穴（有左右兩穴，雙乳各自的正下方第六至第七根肋骨間內側）、中脘（肚臍上方約五指寬處），疏通經絡，使氣血暢通，有助於改善消化性潰瘍。但是穴道按摩不是人人都可施為，有些注意事項須留意：

1. 若併有癌症、皮膚病變、出血或有此傾向、細菌感染等的患者。
2. 留意按摩部位有無骨折、脫臼。
3. 正值生理期或懷孕女性，腹腰部不宜按摩。
4. 剛飽餐後、飢餓、劇烈運動後不宜，前者可能造成胃黏膜裂傷或胃破裂，後兩者可能引發暈厥。

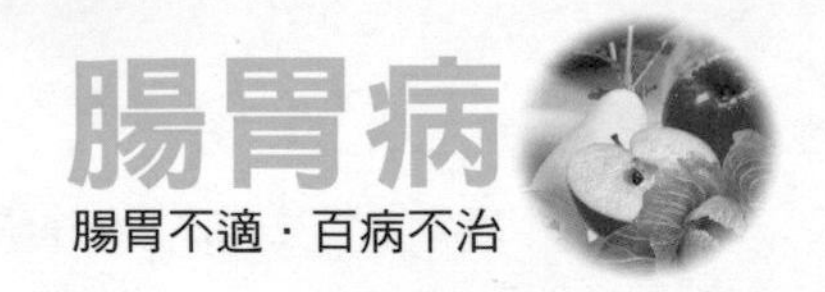

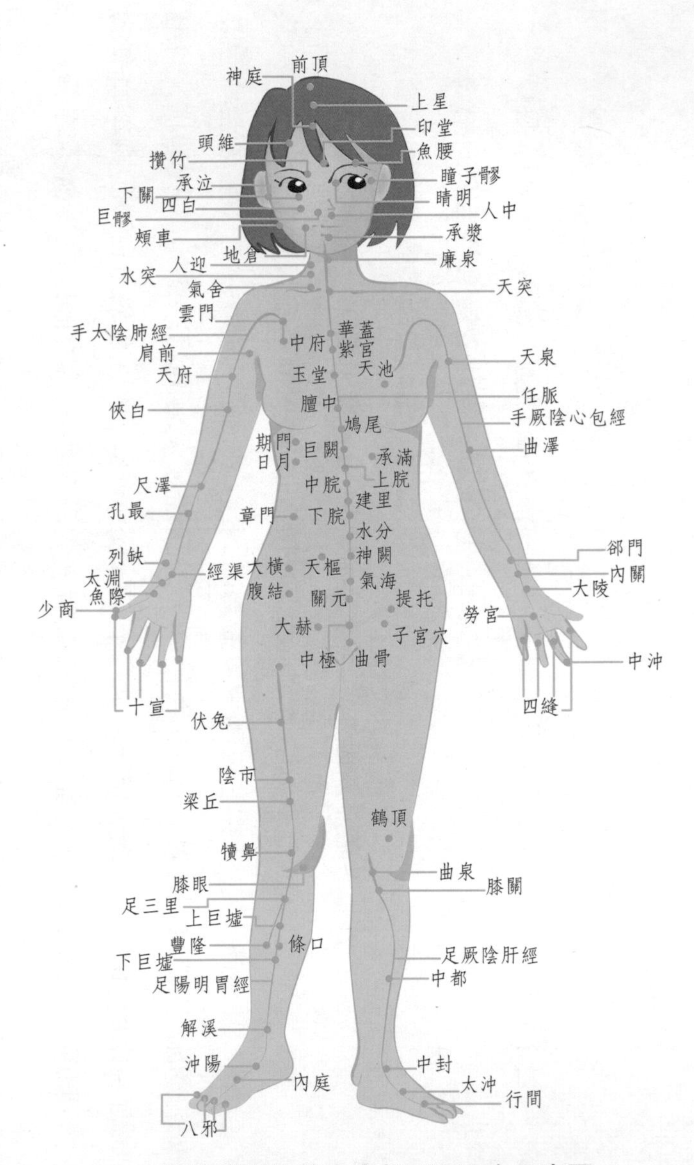

△刮痧常用經絡與穴位正面分布示意圖

45 睡眠可以改善胃部不適？

睡眠是否能改善胃部不適，雖然目前無法完全確定，但照身體的運作來看，睡眠與胃彼此存在正面影響是可以肯定的。因為睡眠時，人體許多的生理活動趨緩，包括：胃的蠕動速度減緩、胃液分泌量減少等，胃部從而獲得休養、喘息的機會，這也是為什麼許多醫師、專家一再強調，睡前盡量避免吃東西的原因。

所以，務必好好重視睡眠、調整睡眠，來調養胃。

在睡眠時間方面，至少應睡足六至八小時，而規律作息是很重要的。若能早睡早起，效果最好，連帶影響整日的作息規律，如早起吃早餐、定時排便、避免過晚用餐、吃宵夜等，對腸胃健康的維護都是正面的助益。

46 地瓜可以護胃整腸？

地瓜是近幾年火紅的健康食物，其中「排毒」功能尤被看重。所謂的「排毒」，主要就是將體內的有害物質隨糞便排出體外。

地瓜屬根莖類植物，含有豐富的膳食纖維，一方面可透過吸收水分和增加糞便體積，幫助糞便賦形，刺激腸胃肌肉蠕動，有助於將黏附著食物殘渣、代謝的細胞等廢棄物、細菌、病毒等有害物質的糞便，推擠出肛門外；另一方面纖維質可幫助益菌的生殖與成長，改善腸內環境，有益於健胃整腸。

地瓜中的黏液物質，可在「排毒」時發揮保護胃壁的作用。此外，地瓜偏鹼性，可中和體內的酸性物質，對消化道健康有正面助益。

不過，容易脹氣、有胃潰瘍或胃酸過多的人不宜多吃。而地瓜最好是完全熟透才食用，以免其中的澱粉細胞膜未經高溫破壞，不易被人體所吸收，容易出現打嗝、脹氣等不適感。

Q47 秋葵是潤腸護胃的好食物？

秋葵名為「秋」，盛產期卻是跨越夏季到秋季，其中的黏稠汁液含有果膠、樹膠與半乳聚糖等成分，這些物質都屬於水溶性纖維，對腸胃起了許多保護作用：

❶ 能幫助腸道益菌的增加，維持良好的腸胃菌叢生態，抑制害菌與毒素的生成，減少這些有害物質對腸胃的傷害。

❷ 具有良好的吸水能力，能吸收大量水分，使糞便的形成中含有足夠的水分讓結構柔軟，利於排出。

❸ 秋葵的水溶性纖維本身能吸水而膨脹，可幫助延緩胃部排空，使食物在胃中充分消化後，再排入十二指腸中，減輕十二指腸的負擔，並減少消化道黏膜的損傷。

❹ 可吸附油脂，與膽酸、膽鹽結合，並將有害物質隨糞便排出體外，減少腸壁與毒素、有害物質接觸的機會，有效降低大腸癌的罹患率，同時也降低血中膽固醇，預防心血管疾病。

❺ 黏液成分像一層保護膜似的附著於腸胃黏膜上，保護胃壁與腸壁。不過，容易排軟便或腹瀉的人最好不要吃太多。

48 吃菇能夠保腸胃？

菇類是個大家族，一般常食用的種類包括：香菇、草菇、洋菇、金針菇、杏鮑菇、秀珍菇、柳松菇、鴻禧菇等，不但是名聲響噹噹的優質抗癌、免疫力食物，它們的保健功能實在很多，其中膳食纖維、甘露醇等是有益腸胃的主要成分。

膳食纖維，一來可以作為腸胃益菌的食物，幫助益菌生長，同時抑制害菌，維護腸內環境的健康；再來可以幫助糞便成形，促進腸胃蠕動，使排便順暢，可改善便秘，預防大腸癌。

另外一項成分「甘露醇」，能促使腸外水分進入腸內，讓糞便吸收更多的水分而變柔軟，刺激腸道蠕動，增進便意，使體內的廢棄物與有害毒素隨糞便順暢排出體外，減少與腸壁的接觸，就是減少大腸癌發生、保護腸胃最好的辦法。

此外，豐富的多醣體、先氨物質等，可透過不同的方式發揮抗癌作用，對預防胃癌、腸癌都有所助益。

49 聽說山藥是顧腸胃食物？

中醫很早就認知到山藥的功效，視為健脾胃、益腎氣的食材與藥材，近代憑靠日益進展的科技與工具分析其中成分，獲得了現代醫學的證實。

山藥的顧胃效果，主要是黏液成分發揮的作用，由多醣體與蛋白質組成的「黏蛋白」，可促進消化，還能調節免疫系統以對抗癌細胞作亂，黏稠質地的成分具有保護胃壁的效果，並能提振食欲，對於長期胃部不適造成食欲不振的人，頗有幫助。

膳食纖維可刺激腸道蠕動，縮短糞便在腸內滯留的時間，減少腸壁與糞便中有害物質的接觸，促使體內廢棄物與有害物質隨糞便及時排出，避免積存體內造成危害。

此外，「多巴胺」物質可幫助大腦興奮、愉悅的訊息傳遞，維持正面情緒，對腸胃健康的維護也是一大助力。

50 薑可以調養腸胃？

日常飲食中，多用作調味辛香料的薑，也具有調養腸胃的作用，國防醫學院的研究初步證實，乾生薑磨成粉服用，經由胃黏膜的吸收，可直接對胃蠕動的頻率與振幅產生抑制作用，從而紓解胃部不適。

薑中含有薑烯酚和生薑醇，這兩種物質為揮發性成分，可直接對胃部起作用，減緩胃的蠕動收縮，消除脹氣，改善消化不良的症狀，從而降低胃的疼痛不適，還具有止吐效果，可抑制暈車引發的不適感。另外，每一〇〇公克的薑中，含有二公克的膳食纖維，有助於排便。薑還具有殺菌作用，能消滅腸胃中的壞菌。

中醫將薑歸於辛溫食物，認為鮮薑汁可改善胃潰瘍與十二指腸潰瘍的飯後腹痛，但無法達到根治效果。雖然薑有調養腸胃之功，但若有大腸激躁症、慢性胃炎、胃潰瘍的患者，最好還是不要生飲薑汁，畢竟薑還是屬於「辛香料」的刺激性食物。

51 多喝乳酸飲料可以健胃整腸？

市面上常見的乳酸飲料有優酪乳、養樂多、健酪乳酸飲料……等，形形色色經乳酸菌發酵的飲品，這些產品都強調能整腸健胃、促進排便。

乳酸菌其實是益生菌的一個大類，對腸胃有許多的助益：

❶**促進消化吸收**：可分解食物中的蛋白質與乳糖，幫助人體消化與吸收。

❷**製造維生素B群**：乳酸菌在腸內發酵後，會產生維生素B群，不但可幫助分解食物中的醣類、脂肪，促進腸胃消化，也提供人體養分。

❸**維持腸內菌叢與環境**：分解醣類會產生乳酸等酸性物質，能使腸內維持酸性環境，調整腸胃的菌叢生態，幫助腸胃中的益菌增加與成長，抑制害菌的生長，減少有害人體的毒素產生。

❹**改善便秘**：乳酸菌分解產生的酸性物質，會刺激腸道蠕動，幫助排便順暢。

❺**預防胃炎、消化性潰瘍、腸癌**：乳酸菌抑制壞菌的結果，也同時降低致癌物質的形成以及壞菌如幽門螺旋桿菌的造亂，可有效預防許多腸胃疾病。

不過，一般市售乳酸飲料多半糖分含量偏高，所以在飲用時最好留意攝取的熱量是否過高。

52 只要是乳酸菌，通通都對腸胃有幫助？

隨著乳酸菌對健康的益處日受重視，市面上出現愈來愈多的乳酸飲料，為了搶占消費市場，競相宣稱所含的乳酸菌多又多。其實，乳酸菌對腸胃的作用並非單看菌的數量，也得看菌的種類，菌種的重要性不亞於數量。

事實上，並非所有的乳酸菌都具有健胃整腸的效果，只有特定的菌種對腸胃有助益，像一般市面上打出的A菌、B菌、C菌，就是經過實驗證實對人體有益的乳酸菌。

❶ A菌，即嗜酸乳桿菌。

❷ B菌，即比菲德氏菌，又稱雙歧桿菌、雙叉桿菌。

❸ C菌，即凱氏乳桿菌。

以上這幾類菌種具有特定保健功效，被證實能通過胃酸強酸的考驗，進入腸胃發揮作用，促進對乳糖與蛋白質的分解消化與吸收，增殖益菌，抑制壞菌，使腸道菌叢生態穩定。同時還能產生抗菌物質，增加免疫力，抑制腫瘤，改善便秘，減少大腸癌發生的機率。此外，還有助於酵素與維生素B群的合成。

Q53 到底要如何補充益生菌，才能充分發揮效用？

益生菌要順利抵達腸胃，並進一步發揮保健效用，在服食上應注意以下事項：

❶天天食用，因為腸道的菌叢生態是動態的，益生菌無法在腸道久留，所以需天天補充。

❷攝取時機建議在餐後與睡前，餐後有食物進入與胃酸攪和，睡前不進食，腸胃蠕動趨緩，胃酸分泌減少，有利於益生菌通過，順利抵達腸道。

❸最好能搭配含寡糖與高纖的食物一起食用，甚至有些食品本身即同時含有益生菌與寡糖，有助於益生菌的活性。

❹若從飲品中攝取益生菌，最好開瓶後立刻飲用完畢。因為益生菌不耐熱，也易與空氣接觸而遭破壞，若要溫熱飲用，加熱的溫度不要超過四十度。

❺益生菌易被消化道中的分泌液如胃液、酵素等破壞，並非所有益生菌都能順利進入腸胃，要找出適合自己腸胃的益生菌，建議可多方食用不同菌種製造的食品，仔細觀察身體變化。

54 含寡糖的食物為何能幫助益菌生長？

寡糖屬於碳水化合物的一種，主要來自於植物中，包括天然的蔬菜、水果，蜂蜜中也含有寡糖，一般市面上可見製成飲品、標示含寡糖的飲料，以及製成粉末狀的產品。

寡糖為「益菌生」的一種，顧名思義就是有益於益菌生長的物質，除了寡糖之外，膳食纖維也是一種益菌生，兩者皆可作為體內益生菌生長繁殖與維持活性的養料。不過，膳食纖維是不分益菌、害菌都可利用，而寡糖無法被害菌所用，只能供應益菌生長所需的養料，促進益菌有效繁殖，從而使益菌占優勢，在腸內空間與營養競爭上勝過有害菌種，進而壓抑害菌的生存，以達到促成腸內菌叢生態健全的目的。

所以，要改善腸內菌叢生態，除了可直接補充益生菌之外，也可多食用含寡糖食物，間接幫助益生菌的增長，而且補充含寡糖食物比補充含益生菌食品容易之處，在於寡糖耐熱、耐酸，飲食、烹調時可取代糖來使用。

55 術後的病患適合補充寡糖？

接受外科手術的病患容易出現「腹瀉」或「便秘」的問題，前者是為了避免感染的發生而常使用抗生素控制，如此易使腸內菌種失衡而引發腹瀉症狀；後者則是食欲不振，膳食纖維攝取不足或暫時無法攝取，或為了改善服用抗生素所引發的腹瀉問題而使用止瀉藥物所造成。

在這種情況下，從調節腸內菌叢生態的平衡著手，適度的補充寡糖，幫助腸內本身的益菌增殖與生長，同時抑制壞菌，從而改善腹瀉或便秘的情況，是較安全且妥適的辦法。不過，事前還是得先與醫師和營養師諮詢討論後，再進行最適合個人的補充方式。

56 初榨橄欖油也是保胃的食用好油？

初榨橄欖油是第一道初榨油，以低於四十度的溫度榨油，並未採用化學方式製成，其酸價低於一％，含有最豐富的營養成分，包括各種維生素、礦物質、多酚類物質，以及不飽和脂肪酸，其中的油酸，是所有植物油中單元不飽和脂肪酸含量最高的。

單元不飽和脂肪酸是對人體有益的油脂，不僅減少壞膽固醇（低密度脂蛋白膽固醇），還能增加好膽固醇（高密度脂蛋白膽固醇）。

早在很久之前，含有大量油酸的橄欖油就被發現有養胃的作用。而西班牙一項研究也發現，初榨橄欖油可對抗多種對胃部不利的害菌，從而降低胃炎、胃潰瘍的罹患率，分析其保胃成分，主要為多酚類物質所發揮的作用：

❶可幫助維持與調節胃部酸性的平衡。

❷具有抗菌效果，這作用可能來自於多酚類物質能穩定擴散進入胃酸中，發揮防止幽門螺旋桿菌感染的功效，從而預防胃炎、胃潰瘍乃至胃癌等多種胃部疾病。

初榨橄欖油中的多酚類物質，含量遠高於一般蔬菜植物油，因而備受重視，下回購買食用油時，建議列入優先選購名單。

57 空腹喝檸檬汁會傷胃？

不時會聽人家說，早晨起床時，是腸胃最為敏感的時刻，可先取一顆新鮮檸檬擠汁，沖入些許溫開水，空腹喝下去，可刺激胃腸道蠕動收縮，催促便意的產生，對清腸通便有很大的幫助。但是，會不會對胃部造成傷害，則是許多人的疑慮。

就傷不傷胃來說，新鮮檸檬汁的酸度遠遠比不上胃酸，對一般人來說，是不至於造成胃部傷害。不過，若是本身有胃炎、胃潰瘍等胃部問題的患者，最好還是避免採用這種方式清腸通便，因為酸味的檸檬還是屬於刺激性食物，對已經受損的胃部是很大的負擔與折磨。

而且，即使腸胃沒問題的人打算空腹喝檸檬汁，也應有所避忌，須特別留意：不宜超過一顆檸檬的份量，更不該飲用未經稀釋或稀釋不足的檸檬原汁，以免造成其他部位的傷害，如食道或口腔。

58 鳳梨到底顧胃，還是傷腸？

鳳梨到底顧胃還是傷胃，要看怎麼吃！先就鳳梨富含的多種成分來看，對胃的好處著實不少：

❶鳳梨含有獨特的鳳梨酵素：可幫助蛋白質分解、消化與吸收，一般建議在飯後食用；或者，可與肉類一起烹調，鳳梨酵素可軟化肉質，不僅提味，也有助於腸胃消化、吸收肉中所含的蛋白質。

❷豐富的膳食纖維：可增加糞便體積，幫助糞便成形，從而刺激腸胃蠕動，使糞便順暢排出體外，改善便秘，減少有毒物質滯留腸道而增加與腸壁接觸的機會，有助於降低罹患大腸癌的風險。

❸含有維生素B群：能提振食欲，促進胃酸分泌，幫助消化。

不過，甜度與纖維質皆高的鳳梨，容易使胃酸分泌過多、出現脹氣，本身腸胃較敏感、易脹氣、罹患胃潰瘍的人，最好少吃，或者改吃經過加熱烹調過的鳳梨。

59 高脂肪、高熱量食物，是造成大腸癌的凶手？

調查統計發現，攝取動物性脂肪較多的國家，國民的大腸癌罹患率較高，而醫界推測，未來十年內，大腸癌將超越肝癌成為台灣人罹患率最高的癌症。

許多致癌物質屬脂溶性，攝取的動物性脂肪愈多，人體易溶解吸收愈多的致癌物，且高脂肪食物還會延長胃排空的時間，使得致癌物的形成，以及與腸胃接觸的時間和機率增加。其次，膽汁主要利用脂肪與膽固醇製造，進入腸道在代謝過程中會產生致癌物質，對腸黏膜存在潛在的刺激，增加細胞變異的機會。

此外，醫學研究也發現，高脂肪、高熱量食物食用過多，會擾亂人體的生理時鐘，使生活作息紊亂，對腸胃的保養不利。以上這些因素，使得高脂肪、高熱量食物危害腸道，成為導致大腸癌的凶手。

60 牛奶對腸胃究竟是不是好飲品？

過去認為牛奶是營養豐富的優良飲品，不過近年來爭議不斷，就牛奶對腸胃的影響來看，爭議也不小。

對消化性潰瘍患者來說，剛喝下牛奶，因為稀釋了胃酸的濃度，緩和胃酸對胃與十二指腸潰瘍傷處的刺激，確實能使疼痛暫時緩解，但稍後疼痛復發，甚至更劇。研究發現，牛奶雖能稀釋與中和胃酸，分解後的乳蛋白卻會刺激胃酸分泌更多，更加損傷已經潰瘍的胃與十二指腸的黏膜，使病情進一步惡化。

至於多喝牛奶防大腸癌的說法，其實主要是牛奶中的「鈣質」發揮的作用。因為鈣質能與腸內的脂肪酸和膽酸代謝所產生的致癌物質結合，形成不易被吸收的物質而排出體外，從而降低大腸癌的罹患率。不過，值得特別提醒的是，牛奶的熱量與脂肪卻也可能是形成大腸癌的凶手之一。

61 益生菌多多益善？

市售的益生菌產品似乎都在比數量，一個比一個多，造成益生菌數量愈多就愈有效的錯誤印象。益生菌的種類不同，作用也就各不相同，不過無論什麼菌種，都是透過維持腸內菌叢生態的平衡，來改善人體健康，所以任何菌種數量都得維持一定比例的平衡，否則一旦失衡，即使是益生菌也會對人體造成危害。

過去就曾發生本身有嚴重免疫缺陷的病患，在使用益生菌治療腹瀉時，腸胃內忽然大量增加新的菌群，引發新的感染問題，造成菌血症而致命。

那麼，一般人每日應補充多少益生菌才好呢？每日的攝取量建議在二十至五十億以上，以優酪乳來說，大約是兩小瓶（二〇〇西西左右），最多不宜超過一兆。有研究發現一旦超過這個量，就可能對人體有害，不過，一般人正常飲食的攝取量，不大可能達到或超過一兆益生菌的數量，所以盡可放心攝取。

62 有胃病的人，到底該飯前還是飯後吃水果？

水果該飯前還是飯後吃，曾引起好一番爭論。對一般人來說，由於水果本身含有酵素，飯前飯後吃，各起不同的作用，也各有好處：

■飯前吃水果：可促進胃酸分泌，刺激食欲的產生。

■飯後吃水果：其中所含的豐富維生素、礦物質，可幫助消化酵素的生成運作，促進人體對食物的消化、吸收。

不過，對於有胃病的人來說，就不得不講究吃水果的時間了。水果的甜味，容易誘使體內的胃酸分泌，而且水果多含有大量的有機酸，如檸檬酸、蘋果酸、酒石酸等，這些酸性物質容易刺激胃壁黏膜。對於本身已有胃病的患者來說，飯前吃水果，在空腹的情況下，水果有機酸與胃酸對已受損的胃，可能進一步造成損害，使病情惡化。因此，建議胃病患者，最好在飯後約一至二小時，胃中尚未完全排空時吃水果。

63 腸胃不好的人盡量少喝茶？

對一般人來說，喝茶的確有許多好處，但是對於腸胃不佳的人來說，卻是有害無益的，主要有以下的負面影響：

❶茶中含有較多的單寧酸，如果經常大量飲用，容易對胃壁黏膜造成刺激，而出現萎縮性變化，例如胃壁愈變愈薄。而胃炎患者，尤忌空腹喝茶，若是放任持續發展下去，會使胃癌的發生率大增。

❷茶會促進胃酸的分泌增加，對於消化性潰瘍病患而言，過多的胃酸對潰瘍傷處是一大刺激與傷害，同時會消滅所服用的制酸藥物的療效，在在不利於潰瘍傷處的癒合。

所以，腸胃不好的人應盡量少喝茶，若要喝茶，也應避免空腹時飲用，並且禁喝濃茶，以減少對腸胃的傷害。

64 腸胃手術後，可以吃高纖食物嗎？

對絕大部分的人來說，多吃高纖維質食物，有益身體健康；但如果是對腸胃剛接受手術治療的病患來說，卻不是理想的食物。

因為剛動過腸胃手術的患者，腸胃本身已出現問題，加上手術過後元氣大傷，腸胃機能大受影響，消化功能差，特別需要質地柔軟、容易消化的食物，甚至可能還得採流質飲食，再循序漸進恢復軟質飲食。

而高纖維食物如新鮮蔬菜、水果、蒟蒻、海藻類等，屬於質地較為粗糙的食物，且膳食纖維本來就是人體無法消化的成分，這對剛動過手術的患者來說，太過刺激，腸胃承受不起。即使接受手術已過一段時間，最好還是詢問醫師與營養師，以確認高纖食物是否適合進食。

65 辣椒為什麼會傷胃？

辣椒屬刺激性辛香料，因為它有促進新陳代謝的功能，甚至被當作減肥方法之一，但是這種辛香料一點點就很辣很刺激，若食用過量，大量的辛辣味強烈刺激腸胃，容易造成胃壁受傷，可能引發胃炎、胃潰瘍、胃出血等病症。若是一個吸氣不小心，口中的辣氣直衝氣管，還得增添損傷上呼吸道的疑慮。

由於辣椒具有開胃作用，有些嗜辣的愛好者在不知不覺中也可能吃下過多，雖然滿足味蕾，卻傷了胃，長久下來非進腸胃科門診報到不可。

過去曾有新聞報導，某業者舉辦吃辣比賽，使用一種鬼椒製成的辣椒醬，其辣度高達一百萬以上，大部分的參賽者辣到「吃不消」，紛紛出現胃痛、嘔吐症狀，由救護車緊急送醫救治。足見辣椒傷胃的嚴重程度。

不過，中醫倒是認為適度的食用辣椒，反而可以祛濕暖胃，所以傷胃還是護胃，端看吃的人本身的健康狀態，以及吃的方式。

66 寒性食物會傷胃？

寒性食物傷胃，是中醫的說法，正確說來應是傷胃氣。腸胃機能較弱的人一吃寒性食物就拉肚子，就是很明顯的證據。

其實，中醫認為飲食應適宜，寒性、熱性的食物都不宜過食。究竟哪些是寒性食物呢？凡是所謂「清涼退火」的食物皆屬寒性，例如：

- 冬瓜、黃瓜、絲瓜、苦瓜、木瓜、西瓜、哈密瓜、香瓜等瓜類。
- 柚子、李子、梨子、蓮霧、楊桃、甘蔗、椰子等水果。
- 蘆筍、竹筍、茭白筍等筍類。
- 白蘿蔔、芋頭等根莖類。
- 大白菜、空心菜、芹菜、苜蓿芽等其他蔬菜類。
- 海帶、寒天、紫菜等海藻類。
- 蝦、蟹、貝等海鮮類。
- 鴨肉。
- 各種紅茶、綠茶、烏龍茶、花茶、青草茶等茶類，以及啤酒、果菜汁等飲品。

特別提醒，寒性食物並非完全避開不食，而是適量食用，並且可透過烹調加熱、搭配溫熱性食物等方式，使食物「轉性」，也就是使寒性不那麼寒。

◆腸胃的飲食調養

便秘篇

67 奇異果是「順」便好水果？

根據研究證實，每天早晚吃兩顆奇異果，可顯著改善便秘情況，包括腸道蠕動速度加快，直腸較為敏感，便意較容易產生，排便次數明顯增加等。

奇異果之所以能改善便秘，主要是三種成分發揮的作用：

❶ **膳食纖維**：每一〇〇公克的奇異果，平均含有二．四公克的膳食纖維，可增加糞便體積，幫助糞便成形，從而刺激腸道蠕動，使排便順暢。

❷ **寡醣**：提供腸道益菌增殖所需，並抑制害菌，透過改善腸內環境，維持腸道菌叢

生態的平衡，使糞便順利排出體外。

❸ **含硫蛋白分解酵素：**可以增進腸道蠕動，幫助排便順暢。

便秘患者不妨將奇異果列入每日飲食名單中，每天的水果攝取量上，至少包含一顆奇異果。

68 吃香蕉究竟是改善便秘，還是造成便秘？

過去大家對香蕉的第一印象就是「通便」，使得香蕉成為便秘者最優先的水果選擇。但是近年一再傳出香蕉無法改善便秘的說法，甚至有人發現香蕉吃愈多，反而愈排不出大便。

到底香蕉能不能改善便秘？或者，它其實是造成便秘的凶手？以上這兩種情況都有其根據，下表就來釐清香蕉的「真面目」。

▶香蕉的作用

	潤腸通便	大便秘結
主要幫手或凶手	膳食纖維、果膠。	鞣酸。
造成原因	1. 所含的膳食纖維，一方面可增加糞便體積，幫助糞便賦形，促進腸道蠕動，一方面可幫助腸道益菌的增殖與生長，兩者皆有助於排便。 2. 正常採收、完全成熟的香蕉，富含果膠，具有吸收水分的作用，能使糞便變軟，容易排出，達到潤腸通便的效果。	市售的香蕉為了便於運輸與保存，絕大部分都是趁香蕉皮綠未成熟時摘採，之後再行催熟，這種香蕉含有一種鞣酸成分，具有強烈的收斂作用，會使糞便硬結乾澀，因而造成便秘。

69 拒絕便秘，到底要攝取多少膳食纖維才足夠？

我們都知道，要預防或改善便秘，蔬菜、水果中的膳食纖維扮演著相當重要的角色，它可幫助糞便成形，促進腸道蠕動，使糞便順暢排出體外，好處多多。不過，有研究指出，膳食纖維的攝取並非愈多愈好，過量食用可能造成脹氣、大便阻塞、羊屎便，乃至影響礦物質的吸收等問題。換句話說，原本能通便的膳食纖維，若是攝取過量反而可能導致便秘！

那麼，該攝取多少膳食纖維，才算適量呢？一般建議，每日攝取二十至三十五公克的膳食纖維最適量。依行政院衛生署提供的每日飲食指南，每日至少食用三份蔬菜與二份水果，一份約當一個握拳大小。

而根據國人飲食習慣來看，膳食纖維的攝取量普遍嚴重不足，平均不到基本建議量的兩成，與其擔心食用過量，不如想想該怎樣增加攝取量比較符合實際所需。

70 海藻類食物果真改善便秘的效果一級棒？

一般經常食用的海藻類食物，包括紫菜、昆布、海帶芽、洋菜、寒天等，潤腸通便、改善便秘的效果最好，主要是其中所含的「優質膳食纖維」發揮的作用，平均每一〇〇公克洋菜，含七十三・六公克的膳食纖維，乾海帶約含二十八・四公克，紫菜含十一・七公克，含量遠高於一般的蔬菜、水果。

其中「非水溶性膳食纖維」，會吸收腸內的水分而膨脹，增加黏性，在排便的同時，將腸道中的廢棄物、毒素、有害物質等一起黏附，隨同糞便排出體外。而「水溶性膳食纖維」以藻朊酸為代表，能溶於水而使體積膨脹，增加糞便的體積與份量，從而刺激腸壁，增加腸道蠕動，使糞便順暢推擠出腸道、排出體外。

此外，海藻類食物還含有「甘露醇」成分，具有利尿通便的功能，可使糞便變軟，促進腸道蠕動，以利排便。

Q71 便秘患者都適合吃蒟蒻來改善嗎？

在一般人的印象中，身體有便秘狀況就該「通便」，而近年來當紅的蒟蒻產品，因為被賦予通便的功效，也因此不少人一提到蒟蒻，除了減肥瘦身的印象外，立刻就會聯想到改善便秘。

蒟蒻屬於高水分、高纖維食物，以傳統的營養價值來衡量，屬於低營養價值的食物。不過，因為它的熱量低，所含的纖維質不但本身無法被人體分解、消化與吸收，還可阻止腸道吸收食物中的其他成分，從而減少熱量的攝取。此外，可以增進腸胃蠕動，以促使糞便與廢棄物、有害物質的排泄，奠定它減肥、通便聖品的地位。

以上看來，蒟蒻的確可以幫助糞便的排出。不過，這種好食物並非適合所有的便秘患者。患有痙攣型便秘的人，多半神經過度敏感，容易感到壓力過大，或腹部有發炎問題。這類型的便秘患者食用蒟蒻之後，易使腹部脹起，反而可能造成更嚴重的便秘情況，因此不建議多吃。

72 已經吃了大量的蔬果，為什麼還是會便秘？

改善便秘的方法，不外乎「多吃蔬菜水果、多喝水、多運動」。如果確定自己食用蔬果的份量，都有符合衛生署公佈的建議量「每日五蔬果」，更進一步達到「蔬果579」標準的份量，即二至六歲兒童每日攝取五份蔬果；六歲以上兒童、少女及所有成年女性每日攝食七份蔬果；青少年及所有成年男性每日攝食九份蔬果，就該再檢視自己是否符合其他兩項標準。

多喝水可以增加糞便的溼度，使大便不至於乾澀硬結，有利於排便。如果多吃蔬果、多喝水都做到了，卻依然便秘，多半是腸道蠕動功能較差，可多做腹部運動，如仰臥起坐，來增進腸道肌肉的蠕動，從而改善便秘情況。

若是以上這些方法都做盡了，卻還是便秘。那麼，建議你最好趕緊去醫院檢查是否有其他腸道病變了。

Q73 為什麼多喝水有助於排便？

糞便是藉由大腸道蠕動排出體外，而人體對水分的吸收主要也在大腸。當人體的水分不足時，大腸就會設法增加水分的攝取量，這時若是缺乏從口中喝下的水分，那麼停留在腸道的糞便就是大腸吸收水分的來源了。糞便中的水分被吸收得愈多，糞便就愈乾愈硬愈不容易排出，便秘因此形成或更形惡化。

所以說，多喝水有助於排便。不過，**多喝水是指多喝白開水**，並非含水分的飲料都可以替代。有研究發現，腸道老化也是造成便秘的原因，而含糖的飲料如果汁、汽水、紅茶等，就是導致腸道老化的凶手。

建議每日應至少攝取六至八杯的白開水，才能供應人體所需的水分。此外，在晨起時可先空腹喝下一杯水，有助於催促便意，幫助排便。

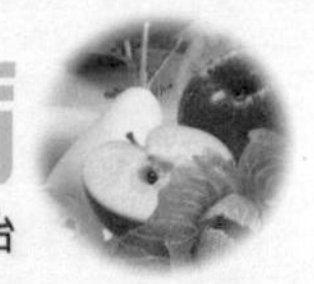

74 蜂蜜有助於預防與改善痔瘡復發？

蜂蜜能預防與改善痔瘡的說法，來自於中醫，民間流傳喝蜂蜜水，可改善糞便硬結乾燥不易排出的窘境，而目前醫界尚未有明顯的證據，來加以確實蜂蜜有防治痔瘡的功效。

不過，就蜂蜜潤腸通便的作用來看，對於便秘所誘發的痔瘡，能透過改善便秘，間接獲得防治痔瘡的效果：

❶蜂蜜可幫助維持胃酸正常分泌，促進腸胃蠕動，從而縮短排便時間，保持排便通暢，達到預防或改善痔瘡復發的目的。

❷蜂蜜富含寡糖，可提供益生菌增殖所需的養分，也能提高益生菌的活性，並抑制壞菌的生長，從而維持腸道菌相的穩定，促進腸胃蠕動，使排便順暢，改善便秘問題。

此外，蜂蜜具有抗菌、消炎作用，已有實驗證實，蜂蜜對某些害菌如葡萄球菌、鏈球菌等，有抑制作用，可防止感染，還可幫助傷口癒合，對於痔瘡傷口的復合也有助益。

75 蒟蒻對痔瘡患者有沒有幫助？

蒟蒻經過近年來業者、媒體的強調，普遍在一般民眾的認知中，奠定了瘦身聖品的地位。事實上，蒟蒻的功能不止於此，它還有改善便秘、痔瘡等作用。

便秘是造成痔瘡的主因，所以要改善痔瘡得從改善便秘著手。高纖維食物是通便的好幫手，而蒟蒻正是高纖維食物。其中的葡甘露聚醣成分，是由葡萄糖與甘露醣結合的一種多醣類，屬於水溶性纖維，人體無法消化吸收，可溶於水而膨脹，吸水性強，可幫助腸道蠕動，達到潤腸通便的目的。

此外，蒟蒻中還有個通便的法寶——含量高達九七%左右的水分，也有益於軟化糞便，幫助排便。水分過少是便秘的重要成因，人體的水分不足，會使形成的糞便結構過於乾燥硬結，加上大腸也會競相吸收水分，使得本已水分不足的糞便更形乾硬，增加排便的困難。富含水分的蒟蒻有助於增加水分，使糞便軟化，幫助通便。

因此，適度食用含有高纖維、高水分兩大法寶的蒟蒻，可透過改善便秘，對便秘所引發的痔瘡達到改善的效果。

76 韭菜治痔瘡的偏方流傳已久，真的有效嗎？

民間流傳，將韭菜搗成汁，可用來清洗痔瘡傷口。先別急著否定，事實上，揭開韭菜中的成分來看，確實含有一些有利於改善痔瘡的物質：

❶膳食纖維：每一〇〇公克的韭菜含有二．四公克的纖維質，可促使糞便成形，增進腸胃蠕動，強化消化機能，縮短糞便滯留腸道的時間，藉由預防或減少便秘，從而改善痔瘡問題。

❷含硫化合物：可提振食欲，抑制幽門螺旋桿菌、大腸桿菌、痢疾桿菌等壞菌的生長。甚至還能殺菌，發揮健胃整腸的效果，間接促使排便順暢，對痔瘡有正面益處。此外，對接受痔瘡手術治療的患者，也有助於減少傷口感染的疑慮。

韭菜還能促進血液循環，減少血瘀、靜脈曲張等情形，有益於未出血的痔瘡患者。民間流傳的偏方有待科學試驗的證實，但韭菜中內含的成分，的確對痔瘡患者有益，不過若本身胃不好或有胃炎症狀者，則不宜多吃。

Q77 痔瘡患者能不能吃菇類？

經常食用的菇類包括：香菇、草菇、洋菇、金針菇、秀珍菇、杏鮑菇、柳松菇、鴻禧菇等，是非常理想的免疫力食物。這一大家族的食療功能相當多，廣受稱道，其中富含的膳食纖維，可促進腸胃蠕動、幫助排便、改善便秘。照理說也應該對痔瘡患者有益，不過，卻曾發生痔瘡患者食用大量的菇類後，促使痔瘡發作，傷口裂開，血流不止的案例，值得提出來特別討論。

原來菇類的眾多食療效果中，也包含了促進血液循環，抗凝血的作用，而痔瘡患者的肛門周圍血管本來就異常充血，一旦吃下被視為進補食物的菇類，血管也跟著膨脹，出血的機率大大增加，會有血流不止的情況出現並不意外。所以，痔瘡患者在飲食上，千萬不可大意。

78 痔瘡患者補靈芝，恐怕補到大出血？

靈芝有「不死仙草」之稱，自古至今一直被視為可治百病的聖品，其中也包括改善痔瘡在內。現代研究證實，靈芝含有高分子多醣體、胺基酸、維生素、礦物質、酵素、三帖類、有機鍺、腺甘等活性藥效成分，的確具有許多藥效價值，不過對於痔瘡患者，尤其有出血症狀者來說，並非理想的保健食品，主要與靈芝中的兩種成分有關：

❶含有多種腺甘衍生物，具有抑制血小板凝集的作用，食用後可達到促進血液循環、淨化血液的效果。

❷富含有機鍺成分，會促使體內血液循環通暢。

以上這兩類成分，皆具有促進血液循環、抗凝血的作用，對於有出血疑慮的痔瘡患者來說，卻是誘發症狀發作的幫凶。不但易充血疼痛，肛門附近也可能血管破裂，而出現血流不止的情況，恐怕會導致痔瘡復發。

過去就曾經發生補充靈芝等菇類的養生保健食品，補到進醫院掛急診的案例，因此再次提醒您，千萬別自行亂補還補錯了方向，沒效果事小，別等到身體鬧出了大毛病才來悔不當初！

Q79 哪些食物不適合痔瘡患者食用？

痔瘡患者因為誤食不適合的食物，導致症狀更加嚴重的案例時有所聞，因此在飲食上不得不特別謹慎，以下幾類食物請痔瘡患者應盡量少吃或避免食用：

❶辛辣食物：如辣椒、胡椒、咖哩、麻辣火鍋、嗜辣的泰式料理等，在尚未完全消化就排出時，易對肛門黏膜產生強烈刺激，使血管擴張，增加排便時肛門的疼痛不適，對痔瘡患者不利。

❷溫熱性食物：即中醫所謂易「上火」的食物，如韭菜、洋蔥、大蒜與辛辣食物等，以及採煎、炸方式料理的食物。

❸高油脂、多鹽、多糖的食物：包括各種大量油分及肥膩的食物，如油炸、動物內臟、精緻奶油、甜點、蛋糕、巧克力，或添加過多調味料的重口味食物。

❹加工食品：如泡菜、臭豆腐、蜜餞、罐頭食品等。

❺刺激性飲料：如酒會使痔瘡瘀血的情況惡化，咖啡、茶等雖然不會對痔瘡造成直接傷害，但也不宜多喝，以免妨礙睡眠，影響規律作息，間接影響排便與情緒，不利痔瘡。

80 豆類容易造成脹氣，究竟該怎麼吃才好？

一般說來，含有寡糖與水溶性膳食纖維的食物，容易造成脹氣，這是因為人體內缺乏能夠分解這兩種物質的酵素，人體無法消化，反而在腸道中被細菌分解而引發脹氣。寡糖與水溶性膳食纖維這兩項成分豆類都有，這也難怪豆類足以「榮任」最易引發脹氣的食物。通常在食用豆類約三小時後開始產生氣體，五小時後排氣量最大，約莫七小時後才會恢復正常。

豆類的成分豐富，對人體的益處也多，若因脹氣而完全禁食，殊為可惜。以下提供改善的辦法，透過烹調處理的過程，可有效減少食用後產生脹氣的情況：

❶將黃豆洗淨，浸泡於滾沸的水中，水量淹過黃豆，浸泡至少四個小時。

❷將浸泡的水倒掉，換水與黃豆一起加蓋煮，或使用壓力鍋烹煮至熟。

❸熄火後，不要急著開蓋，再燜泡約三十分鐘。

這個過程，是透過加熱使豆類中的多醣體溶出，藉此破壞產氣的機會，降低食用後發生脹氣的機率。

81 蔬果吃太多反而容易脹氣？

脹氣多半是因為未完全消化的食物進入大腸，被腸內細菌發酵，產生氫氣、甲烷及二氧化碳等氣體而引發。而食物之所以會未完全消化便被送進大腸，主要有兩種情況，一是食物中含有較多人體無法消化的成分，二是腸道功能障礙。

而蔬果中就是含有較多人體無法消化的成分——膳食纖維，食用後，膳食纖維被送入大腸，腸內細菌就會利用發酵作用產生大量氫氣，這就是造成脹氣的原因。

不過，一般人吃蔬果而出現脹氣的原因，並非因為食用過量，而是忽然改變飲食習慣所造成。多半是因為過去蔬果吃太少，忽然大量增加攝取量，腸胃一時適應不過來，腸胃蠕動加速而引發脹氣。若是這種情況，建議採循序漸進的方式來增加膳食纖維的攝取量，只要過一陣子，腸胃習慣了，脹氣的情況自然獲得改善。

82 寡糖也容易造成脹氣？

寡糖的主要生理功能，是透過促進腸內益菌的增殖，抑制壞菌的生長，減少有毒發酵物的產生，來達到維護腸道健康的目的。然而，寡醣也經常是造成脹氣的原因之一。

寡糖與膳食纖維相似，同樣無法被人體消化，也同樣可能造成脹氣，這是因為腸道的益生菌不足，一時無法分解全部的寡糖所造成的。建議減少攝取量，分次進食，等部分寡糖先行進入「供養」益生菌後，脹氣的症狀就會自然消除了，若是脹氣情況比較嚴重，或本身就容易脹氣者，建議先暫停三日，再繼續食用。

此外，空腹食用含寡糖食物，也容易造成脹氣現象，若本來就有腸胃毛病或易脹氣者，應留意避免。

83 聽說脹氣最好少吃產氣食物？哪些是產氣食物？

所謂的「產氣食物」，是指人體內因為缺乏某些消化酵素，無法將這類食物消化吸收，推進到大腸時，被腸內細菌發酵分解，因而產生大量氣體，從而引發脹氣，所以要減少脹氣，就該少吃產氣食物。

那麼，哪些是產氣食物呢？每個人對食物的反應有其特異性，會引發個人脹氣的產氣食物不盡相同，建議可透過做「個人的飲食日記」找出來。下面列舉一些比較常見、引發脹氣頻率較高的食物：

- 花椰菜、包心菜、球芽甘藍等十字花科蔬菜。
- 地瓜、芋頭、馬鈴薯等根莖類食物。
- 洋蔥、芹菜、青椒、茄子等蔬菜類。
- 糯米類、玉米等穀糧類。
- 香蕉、柚子、柑橘類等水果。
- 豆類與其製品，如豆腐、豆漿、豆花、豆皮等。
- 奶類、麵包、甜點。
- 汽水、可樂等碳酸類飲料、啤酒。

84 哪些食物可以幫忙消除脹氣？

所謂「消氣」是中醫的說法，認為有些食物可消食理氣，有助於消除脹氣。中醫所說的「胃氣」，即是指人體的消化系統。正常情況下食物進入消化系統中，為人體吸收化為氣血；若是消化功能不佳，氣血往往也不足，造成氣機不暢，反應出來的症狀之一就是脹氣。一般常見的消氣食物有：

- 紅蘿蔔、白蘿蔔、牛蒡等**根莖類**。
- 黑芝麻、白芝麻等**種子類**。
- 橘皮、山楂、梅子、檸檬等**果類**。
- 薑、蒜等辛香料。
- 麥芽。

其中，橘皮乃將平常柑橘食用後的表皮留

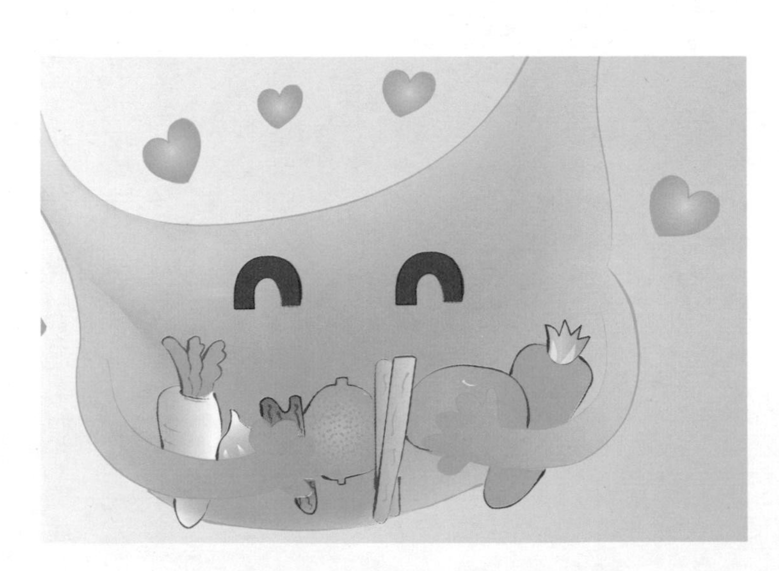

下，洗淨切絲，放到陽光下徹底晒乾，或是放入烤箱中徹底烤乾，保持乾燥存放，需要時可取少許乾橘皮，加水煮滾或泡茶飲用，有助於消氣。

至於薑、蒜等辛香調味料，可在烹調產氣的蔬菜、豆類時添加些許，有助於減少氣體的產生。

乳糖不耐症篇

85 有乳糖不耐症的人較容易骨質疏鬆？該怎麼吃？

患有乳糖不耐症的人，由於一喝牛奶就會出現腹瀉等不適症狀，而使牛奶止步，造成體內的鈣質不足，容易罹患骨質疏鬆症，這是一般人的印象，也有研究結果顯示果真如此。不過，另有一些研究報告，並沒有發現乳糖不耐症與骨質疏鬆症的罹患風險成正比的關聯。

其實，牛奶只是鈣質攝取的其中一種食物來源，要預防骨質疏鬆症，只要多攝取含鈣食物，未必非得從牛奶中取得。對於患有乳糖不耐症的人來說，該如何從食物中攝取充足的鈣質呢？下面這些食物都是含鈣食物：

- 乳酪、優酪乳、低乳糖牛奶等乳製品。
- 小魚乾、魚鬆、蝦米、蚵乾等海鮮乾製品。
- 鱔魚、魷魚、蝦、蟹、牡蠣、干貝、螺、蛤等海鮮類。
- 豬腳、雞爪等帶骨肉類。
- 雞蛋、皮蛋、生鹹蛋等蛋類。
- 黃豆、綠豆、紅豆、黑豆、豆漿、豆腐、豆干等各種豆類與豆製品。
- 杏仁、蓮子、花生、開心果、核桃、葵瓜子、芝麻等堅果種子類。
- 菠菜、空心菜等深綠色葉菜類。

86 可能引發乳糖不耐症的食物有哪些？非得禁食嗎？

會引發乳糖不耐症的食物，是指「含乳糖食物」，包括牛奶與奶製品，如鮮奶、調味奶、優酪乳、優格、乳酪、起司片、起司粉、椰奶、奶油、雪糕等；或是在加工過程中添加牛奶與奶製品，如：麵包、餅乾、蛋糕、沙拉醬、植物油、咖啡奶精等。所以選購食品時，需留意成分標示上是否有乳糖添加物。

至於患有乳糖不耐症的人是否需完全禁食乳糖食物，答案是未必。因為乳糖不耐症患者並非體內完全沒有乳糖分解酵素，而是酵素量不足。對於添加少許乳糖的食品，有時未必引起乳糖不耐反應，要知道自己能攝取多少乳糖含量而不至於引起乳糖不耐症，你可以這麼做：

❶每次食用少量的牛奶，例如每天分三、四次喝完半杯，可斟酌自身情況增減，然後找出適合自己的安全食用份量。

❷與其他食物一同進食，避免空腹喝牛奶。

❸在安全攝取量的基礎上，逐漸增加食用份量，提升乳糖耐受力。

87 蔬果是遠離憩室炎的好食物？

憩室炎主要是因為腸內壓與腸外壓差距大而形成，便秘則是造成憩室炎的凶手之一。排泄不出的糞便囤積在腸道，腸道承受壓力，推擠腸壁而形成憩室。憩室的形成又反過來使糞便更容易塞在腸道中，反覆磨損腸壁憩室而引起發炎，腸道變得更窄，排便更加困難。「憩室炎」與「便秘」就是在如此惡性循環下，變本加厲。因此，要遠離憩室炎，就得先「預防與改善便秘」。

攝取充足的膳食纖維，可增進腸道的蠕動，除了增加腸道的張力，縮減腸內腸外壓力差，還能促使糞便順暢排出，又可縮短食物通過腸道的時間，藉此減少有害物質接觸與傷害腸壁黏膜的機會。這些都是膳食纖維預防與改善憩室炎的作用，所以，要遠離憩室炎，首先應多食用富含膳食纖維的新鮮蔬果。

88 憩室炎患者應避免吃堅果？

有些人認為憩室炎患者不該吃堅果，理由是腸道的憩室就好比光滑的腸壁向外凸出的囊袋，一些顆粒狀的食物容易跑進憩室中，磨損已發炎的憩室，使憩室炎不易癒合，甚至更加惡化。

不過，《美國醫學協會期刊》（*Journal of the American Medical Association*）所發表的一項研究指出，堅果類非但不像過去所認為的會增加或惡化憩室炎，反而可能降低憩室炎的風險。研究中發現，堅果食用量每週至少二次以上的男性，憩室炎的罹患率比每月食用量少於一次的男性要低上二〇％。

這項研究的發表，也許可以還給堅果一個「清白」。不過，還是要提醒，食用堅果時應盡量充分咀嚼後再吞嚥，以減少腸胃負擔。

89 胃炎患者為何不能喝牛奶？

牛奶對人體到底是好食物還是壞食物，這幾年引起很大的風波，至今仍未平息。長期以來，一般民眾對牛奶存有許多似是而非的觀念，很多人知道胃痛、胃炎時不能「亂吃」東西，而牛奶是少數被列入可以吃的食物名單上，以為牛奶屬鹼性食物，可以中和胃酸，還能保護胃壁。真是如此嗎？

由於液態的牛奶可中和與稀釋掉一些胃酸，所以胃炎患者喝下牛奶，的確可以使胃部發炎症狀獲得緩衝效果，而暫時緩解胃痛的不適。不過在經過約三十分鐘以後，牛奶中所含的鈣質與蛋白質等，會反彈性地刺激更多的胃酸分泌，反而更加傷害胃。

而且，牛奶的蛋白分子很大，功能正常的胃部本來就需要很費力才能分解消化，對已發炎受損的胃部來說更是沉重的負擔。因此，並不建議胃炎患者喝牛奶。

90 維生素C的飲料喝過多，反而容易引發胃炎？

提起維生素C，大部分人的第一印象，多半不離有益健康、優質營養素、人體不可或缺等。它可以防止微血管出血、促進傷口癒合、抗氧化、提高免疫力、抗壓、維持美膚等，生理功能非常之多，好處說不盡，尤其前面兩項作用，照理說應該是對胃炎患者有所幫助。

不過，事實上並非如此。市面上的飲料，競相標示所含的維生素C有多少，彷彿含量愈多，對人體愈有益，卻都忽略了維生素C又有「抗壞血酸」之稱，本身帶有酸性。正常情況下，多餘的維生素C會隨尿液排出體外，但若是攝取太過量，恐怕不只會影響消化道器官，進而引發胃部的發炎，還可能因為超過腎臟負擔而囤積，提高形成腎結石的機率。

而且市售的維生素C飲料不僅有維生素C，也添加了許多的糖分與其他添加物，容易影響腸胃的吸收力，並影響腸胃機能，對胃部的負面影響不容忽視。

91 為什麼建議潰瘍病患採少量多餐方式進食？

食物與胃酸之間屬雙向關係，一來可以中和、稀釋胃酸的濃度，減少胃酸與潰瘍傷處的接觸，從而減少潰瘍傷害、惡化；二來食物又會誘發胃酸的分泌。所以無論進食、不進食，對消化性潰瘍患者來說，都是兩難的困擾。

由於胃只是消化系統的中途站，消化到了一個程度就得將食物送往下一站——小腸，胃一旦排空，胃酸就得到與潰瘍傷處接觸的機會，而使潰瘍情況難以痊癒或更為惡化。

少量多餐的進食方式，可減少短時間內飽餐，胃部忙於分解消化大量食物的負擔，又保持胃部經常有食物可以中和、稀釋胃酸，緩衝胃酸的刺激，有助於緩解潰瘍引起的疼痛不適。因此，建議消化道潰瘍患者，最好能採取「少量多餐」的方式進食。

92 傳說蘆薈可改善消化性潰瘍，真的嗎？

蘆薈長期以來就是民間健胃、敷火燙傷等常用的偏方，近代科學研究陸續證實蘆薈的功效，其中對各種潰瘍的療效尤其引人注目。

國外有項研究結果發現，提供消化性潰瘍患者服用蘆薈膠液，有些病患在一個月內復元，而且一年內不再復發。有更多的研究明確指出，蘆薈具有促進細胞再生，加速組織復原的作用，這可能是黏多醣（mucopolysaccharide）等成分發揮的作用。

國內也有實驗證實，將蘆薈葉片剖開取出膠體，再過濾出來的膠液，能明顯使胃潰瘍的面積縮小；但若將蘆薈葉片全葉連同膠體一起打碎成汁，反而會使潰瘍面積增大。

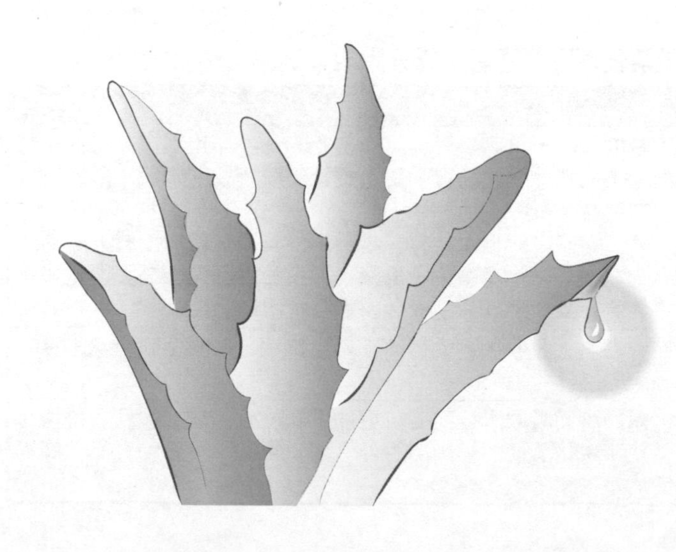

如要食用蘆薈，請記得去除葉片，只取膠液，才有益於改善潰瘍，且平時即攝取蘆薈膠液，其療效會比潰瘍發生後才開始服用來得好。

93 南瓜適合消化性潰瘍患者食用？

南瓜豐富的營養成分，向來是維持人體健康所需，對於消化性潰瘍患者主要有的助益詳見下表所列。

要想充分獲得南瓜的食療成分，建議採「蒸」的方式烹調，也適合「切塊煮湯」食用。

▶南瓜有益於消化性潰瘍患者之成分說明

成分	益處
果膠	• 大量的果膠，是南瓜對潰瘍病主要的食療作用來源，可抑制胃酸分泌過多，保護腸胃，避免質地粗糙食物的刺激，幫助潰瘍傷口癒合。 • 此外，還能吸附毒素、有害物質，使其隨糞便排出體外，防止食物在腸道腐化產生更多毒素，以免毒素回過頭來與腸壁、潰瘍傷處接觸，延緩潰瘍癒合，甚至使潰瘍惡化。
胡蘿蔔素	• 被人體消化吸收後，會轉換成維生素 A，保護黏膜組織，具有強大的抗癌能力。
甘露醇	• 能幫助糞便吸收水分而變得更加柔軟，刺激便意，利於排便，並使毒素隨糞便順暢排出體外，減少毒素、有害物質與潰瘍傷處的接觸和傷害。

94 優酪乳有助於防治消化性潰瘍？

超過七成以上的消化性潰瘍患者，同時併有幽門螺旋桿菌感染的問題。幽門螺旋桿菌可視為消化性潰瘍的主要幫凶，要治療消化性潰瘍，首先應消除體內的幽門螺旋桿菌。

許多研究發現，優酪乳可抑制與減少幽門螺旋桿菌，減輕消化性潰瘍的不適症狀，並有助於降低消化性潰瘍的罹患率。不過，研究也同時顯示，一旦停止飲用優酪乳，消化道的幽門螺旋桿菌數目又竄升。

優酪乳的確對腸胃中的益菌有增殖作用，也能抑制壞菌，但優酪乳不是藥，不可能發揮藥到病除的功效，所以才需要天天飲用，來幫助維持腸內菌叢生態的平衡。雖然無法「根治」消化性潰瘍，但它確實能減少幽門螺旋桿菌，在一定程度上改善潰瘍的不適，因此仍建議消化性潰瘍患者飲用，一般健康者平日飲用則有預防效果。

95 高麗菜是改善胃潰瘍的好食物？

高麗菜一直是營養師所推舉「適合胃潰瘍患者的理想食物」，因為它所富含的許多有益成分，詳見下表。

前面說過，食物雖能中和稀釋胃酸，卻也會刺激胃酸分泌。而高麗菜是少數能中和胃酸卻不會刺激胃酸分泌的食物，為了避免粗纖維刺激潰瘍傷處，建議可將高麗菜打成汁飲用。

96 胃潰瘍患者可以多吃馬鈴薯？

民間流傳，胃潰瘍患者喝馬鈴薯生汁，可以不藥而癒，是真的嗎？很多人對於此種說法心存疑慮。先撇開馬鈴薯汁是否有「不藥而癒」的神效，就其中的成分來看，的確對胃潰瘍具有緩解作用。

▶高麗菜營養成分表

成分	益處
維生素U	抗潰瘍成分，可修復受損的組織，保護胃黏膜。不過，這種成分人體無法儲存，因此必須持續食用高麗菜，才能獲得維生素U的助益。
維生素K	有止血作用，可幫助傷口凝結。
異硫氰酸鹽	幽門螺旋桿菌是造成胃潰瘍的主要凶手，異硫氰酸鹽正可抑制幽門螺旋桿菌的感染，有助於預防胃潰瘍的發生。
鈣質	平均每一百公克的高麗菜中，有高達五十二毫克的鈣質，可舒緩壓力，幫助血液凝固。

❶馬鈴薯屬於澱粉類食物，所含的「碳水化合物」是最容易被人體消化與吸收的成分，不會增加腸胃消化的負擔。

❷馬鈴薯中的「菸鹼素」是一種輔酶，能幫助分解代謝食物中的醣類、蛋白質和脂肪等成分，有助於消化作用的進行，減輕腸胃負擔，而且菸鹼素是較穩定的一種維生素B群成員，在烹調過程中較不易流失。

就這兩種成分與腸胃的關係來看，馬鈴薯確實適合胃潰瘍患者食用，可列入腸胃疾病，尤其是消化性潰瘍患者的飲食清單中。不過，再好的食物也不宜過量食用，在此更慎重提醒讀者，馬鈴薯應當作日常飲食之選擇，不該取代正規醫療，以免延誤病況，使病情失控。

97 胃潰瘍半夜痛醒怎麼辦？

胃潰瘍患者會出現半夜痛醒的症狀，是因為體內胃酸分泌的機能過於旺盛，但是胃部卻沒有食物可進行消化工程，過多的胃酸刺激著胃壁黏膜，潰瘍處特別感到疼痛引發胃痛，痛感進而傳進腦部，使患者痛醒過來，所以在這種時刻，「吃」是安撫胃痛最好的辦法。

可是半夜時分該怎麼吃，對胃比較好呢？以下提供半夜進食的幾項原則：

❶僅吃少許食物，份量不宜過多。

❷清淡食物為首選，避免高脂肪食物。

❸細嚼慢嚥，使食物與唾液充分混合，減少腸胃負擔。

至於進食的內容，可考慮餅乾、土司、牛奶、低纖維的蔬菜或水果等，容易使胃部產生飽足感的食物，能達到止餓與止痛的效果，都是不錯的選擇。

大腸激躁症

98 哪些食物會造成大腸激躁症？

食物是造成大腸激躁症的原因之一，有些患者也認為此症的發作與特定食物脫離不了關係。但究竟是哪些食物會引起大腸激躁症發作，並不易明確證實，尤其個人身體狀況不盡相同，可能引發症狀的食物也不同，以下是調查統計發現較容易引發大腸激躁症的幾類食物，提供讀者參考：

- 添加山梨醇（即人工甘味劑）、含乳糖……等食品。
- 含不易消化的碳水化合物食物。
- 會起泡的飲料，主要是碳酸飲料，如：汽水、可樂等。
- 豆類及豆製品，包括：扁豆、豌豆、黃豆……等。
- 穀類麥片、種子類食物。
- 易產氣食物。

此外，可依個人狀況做「飲食日記」，將一整天三餐，以及餐與餐之間的點心進食內容全部都記錄下來。此外，還應包括症狀發作的時間、不適程度、排便次數、糞便狀態等，以觀察自身症狀與食物間的確實情況。

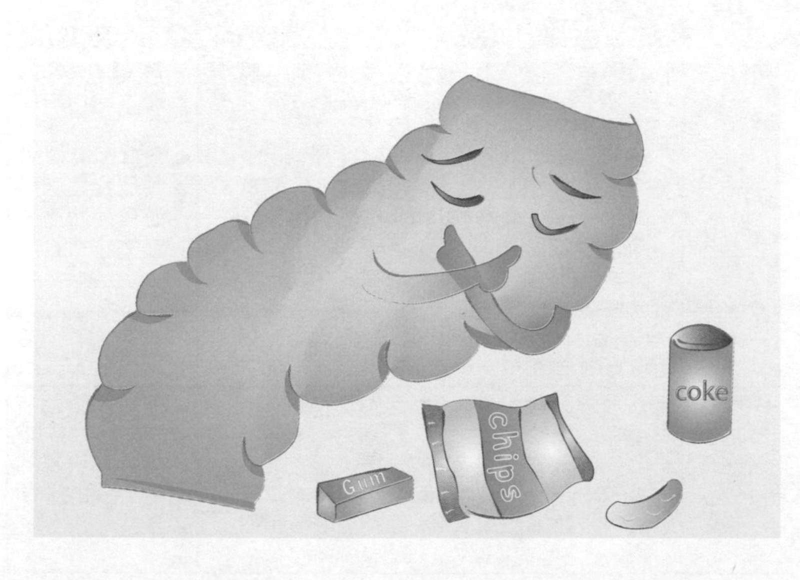

99 大腸激躁症患者如何在飲食上「趨吉避凶」？

以下提供大腸激躁症患者一些「趨吉避凶」的飲食原則，「趨吉」是建議食用的部分，「避凶」則是應避免的食物，詳見下表。

100 奇異果可以對抗大腸激躁症？

大腸激躁症患者依症狀的不同，有「便秘型」、「腹瀉型」、「交替型」三種，其中以便秘型居多。

最近國內的一項研究，將受試者分為三組：一組便秘型大腸激躁症患者每

▶大腸激躁症患者飲食「趨吉避凶」原則

大腸激躁症類型	便秘型	腹瀉型	交替型
趨吉	■ 高纖維食物，尤其是水溶性纖維食物，如燕麥、米麩、小麥、草莓、胡蘿蔔等。 ■ 高水分、高纖維的蒟蒻。 ■ 藍藻食品。 ■ 含益生菌食物，如優酪乳、乳酪等。 ■ 含寡醣食物、	■ 非水溶性纖維食物，如糙米、大麥等。 ■ 含益生菌食物，如優酪乳、乳酪等。 ■ 含寡醣食物。 ■ 薑。	■ 含益生菌食物，如優酪乳、乳酪等。 ■ 含寡醣食物。 ■ 其他食物則視發作症狀而調整。
避凶	■ 含咖啡因飲料，如咖啡、濃茶。 ■ 偏好肉食，少吃蔬果。 ■ 油炸、油膩肥厚食物。	■ 含山梨醇的食品，包括一些糖果、口香糖、甜點。 ■ 含番瀉葉的草茶。 ■ 酒精、咖啡和茶。	■ 便秘與腹瀉症狀會交替出現，視出現的症狀調整飲食。

日吃兩顆奇異果；一組便秘型大腸激躁症患者每日服用兩顆藥物；一組為健康者每日吃兩顆奇異果，進行研究比較。持續四週後，發現食用兩顆奇異果的便秘型大腸激躁症患者，其腸胃狀態有明顯改善：

❶腸道蠕動時間明顯減少，糞便在腸道停留的時間縮減約七小時。

❷排便次數從每週三．一次增加到四．三次。

❸糞便的溼度增加。

❹糞便的氣味有所改善。

這項研究證實奇異果確能改善腸胃道的健康。奇異果除了與絕大部分的蔬菜、水果一樣，擁有高纖維質與充足的水分，使糞便有足夠的水分保持柔軟，幫助糞便的成形與體積的增加之外，還含有一種僅存在於奇異果中的特殊成分「含硫蛋白分解酵素」，這種成分能和腸道細胞的細胞膜結合，使腸道受到刺激，從而促進腸道蠕動。

此外，壓力可能是造成大腸激躁症的原因之一，奇異果所含的高量維生素C，是一種抗壓成分，可放鬆緊繃神經、舒緩壓力，對降低大腸激躁症的發作也是一大幫助。

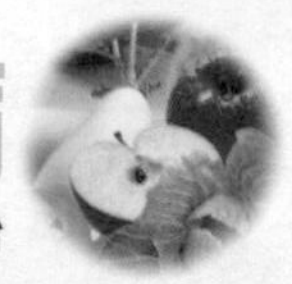

101 益生菌有助於改善大腸激躁症？

益生菌對大腸激躁症的療效，逐漸獲得醫學界的肯定。國外的研究發現，給予大腸激躁症患者服用特定益生菌，其腹痛、腹脹等不適與排便情況都獲得改善。

而發表在美國腸胃病學會《腸胃病學期刊》的研究指出，益生菌對無論便秘型還是腹瀉型的大腸激躁症患者都有效果，原先平均每日排便不到一次的患者，服用益生菌後，每日排便次數超過一次；原先排便次數超過三次的患者，服用益生菌後則平均減少為二次左右，顯見益生菌有助於改善大腸激躁症。

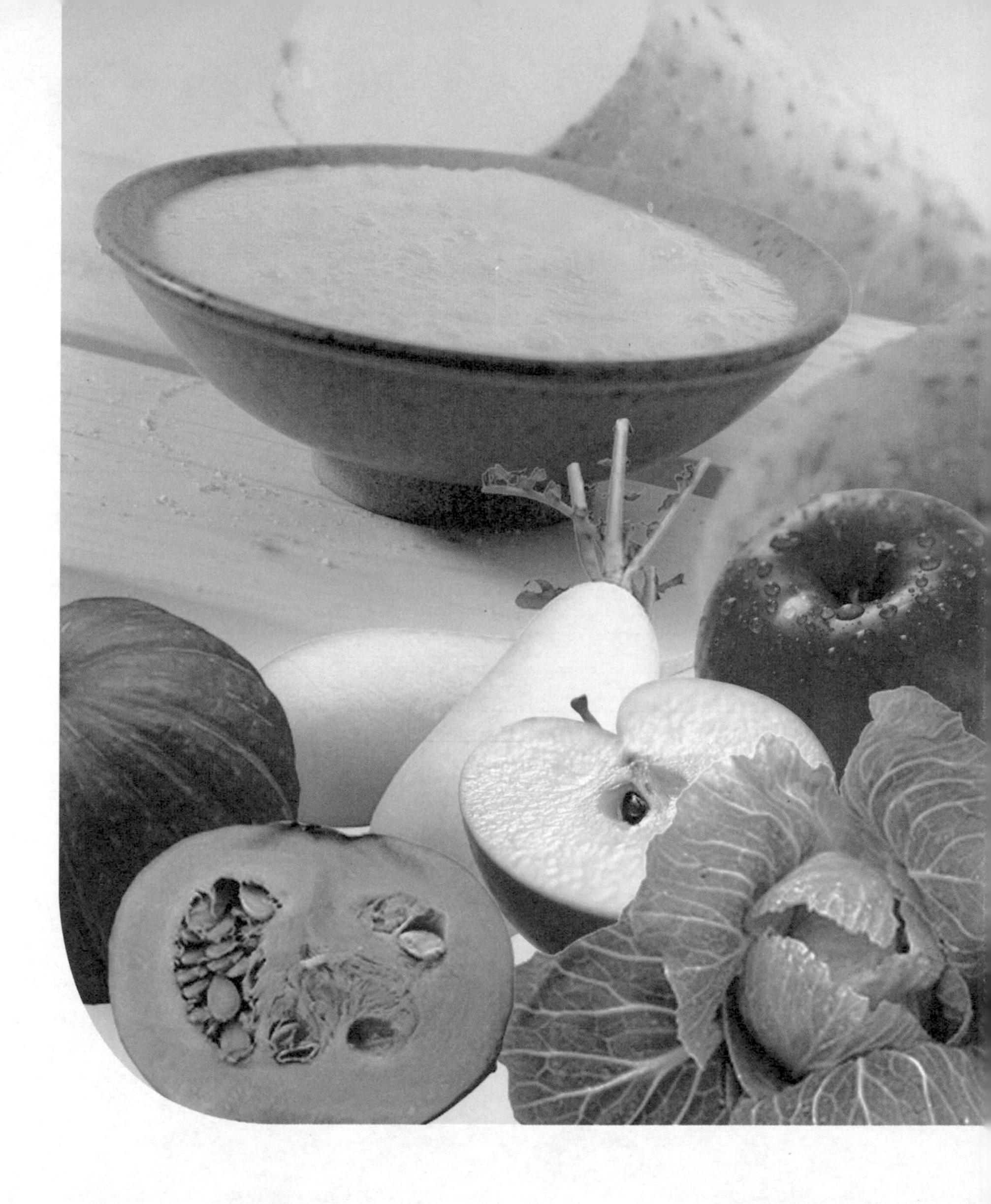

附　錄

APPENDIX

一 強力推薦 20 種【保腸護胃食材】

1	蘆薈	11	秋葵
2	優酪乳	12	牛蒡
3	山藥	13	海帶
4	地瓜	14	地瓜葉
5	南瓜	15	白蘿蔔
6	蒟蒻	16	黑木耳
7	綠豆	17	高麗菜
8	燕麥	18	蘋果
9	薏仁	19	香蕉
10	蜂蜜	20	奇異果

註：以上用量使用前請先諮詢專業營養師。

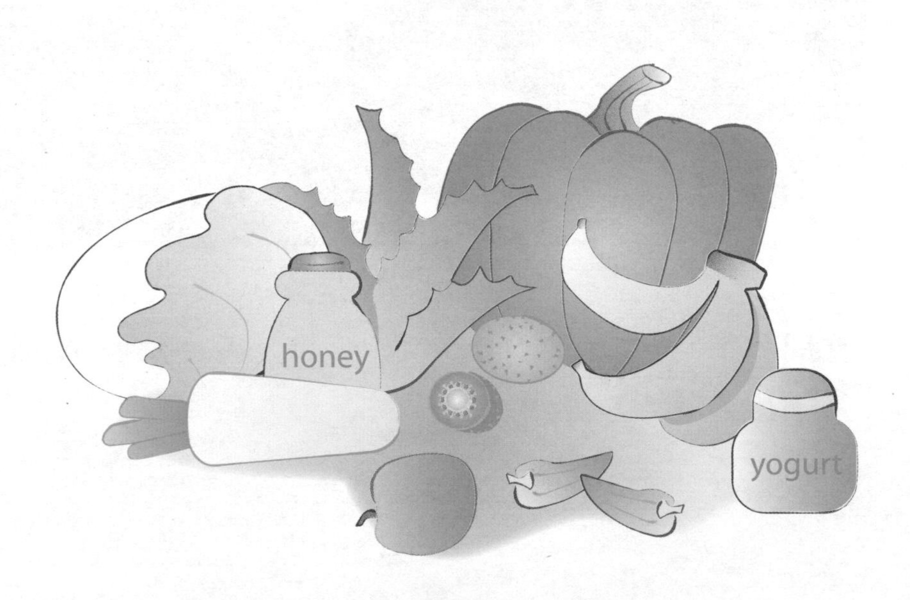

二 特別精選10種【保腸護胃保健食品】

1	麥綠素	6	大蒜精
2	益生菌	7	酵素
3	螺旋藍藻	8	花粉
4	綠茶素	9	蔓越莓錠
5	洋車前子	10	綜合多酚

註：以上產品使用前請先諮詢專業營養師。

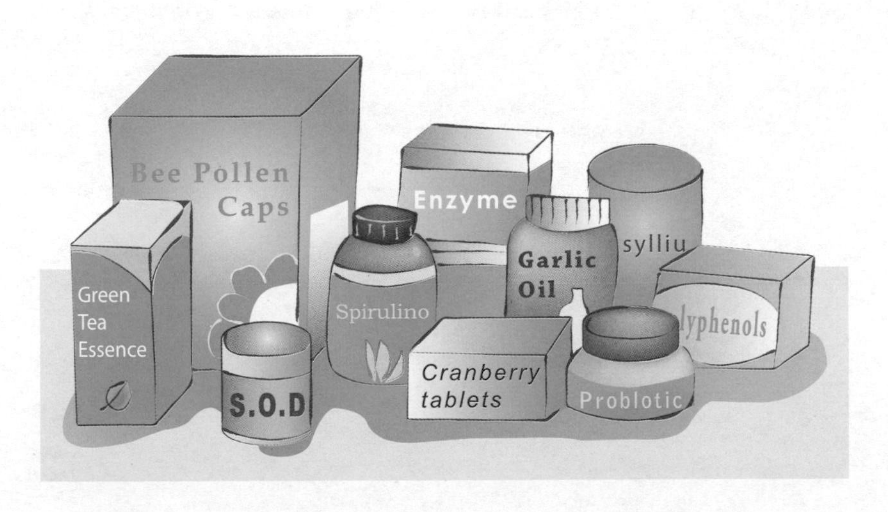

三 營養師建議10道【整腸健胃食譜】

01 地瓜糙米飯

♥ 材料：

地瓜……中型1條
糙米……2量杯
白米……1量杯
水……4杯

♥ 作法：

❶ 地瓜洗淨、去皮；糙米洗淨，浸泡2小時；白米洗淨，浸泡約半小時備用。

❷ 將作法❶所有材料與水一起放入電鍋煮熟，再燜約二十分鐘即可。

營養師叮嚀 地瓜和糙米所含的纖維，可以包覆有毒物質，協助毒素排除。

海帶木耳

♥ 材料：

乾海帶..............................1/2條

黑木耳..................................3片

乾香菇..................................6朵

水..少許

橄欖油................................適量

鹽..少許

♥ 作法：

❶ 海帶、黑木耳、香菇分別泡軟、洗淨，切絲備用。

❷ 熱鍋，放入作法❶所有材料與水、橄欖油、鹽一起入鍋煮熟即可。

營養師叮嚀 海帶和木耳的所含的植物膠，可以吸水膨脹，因而吸附消化系統內的殘餘廢物。

涼伴秋葵

03

♥ 材料：

黃秋葵……………………………8根
八角………………………………3粒
油………………………………1小匙
鹽………………………………少許
蔥花……………………………少許
薑末……………………………2小匙
蒜末……………………………2大匙
醬油……………………………2大匙

♥ 作法：

❶ 黃秋葵對半斜切備用。
❷ 將八角放入水中煮滾，加入油、鹽與作法❶的秋葵，略燙一下至熟立刻撈起，用冷開水洗去黏液後盛盤。
❸ 蔥花、薑末、蒜末與醬油混勻成醬汁，淋入作法❷即可食用。

營養師叮嚀 秋葵所含的黏液，可以形成胃的「保護膜」，而且具有修復胃部損傷的功能。

蒟蒻豆腐

04

♥ 材料：

蒟蒻……1塊
豆腐……1塊
乾昆布……30公克
昆布高湯……400cc
清酒……2大匙
日式醬油……1大匙
鹽……少許

♥ 作法：

❶ 蒟蒻、豆腐切塊；乾昆布泡軟，洗淨後瀝乾，備用。

❷ 將昆布高湯、清酒、日式醬油、鹽一起煮滾後，放入作法❶的所有材料，小火慢煮約二十分鐘至熟透即可。

營養師叮嚀 蒟蒻所含的甘露聚醣，可以吸附毒素。

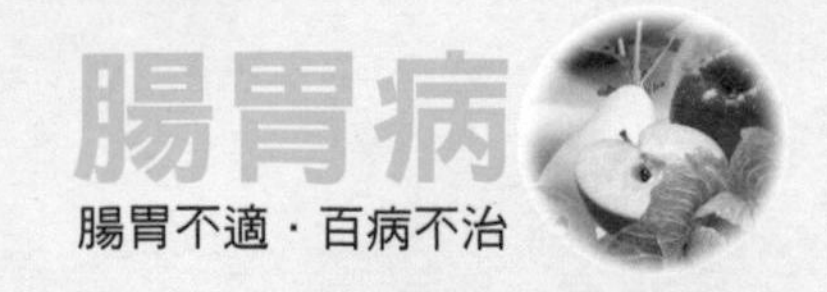

豆豆樂食

05

材料：

胡蘿蔔丁……50公克
玉米粒……50公克
青豆仁……50公克
洋蔥……1顆
香菇……3朵
香菜……適量
油……少許
蠔油……2大匙
糖……適量
太白粉……少許

作法：

❶ 洋蔥洗淨、去皮，切丁；香菇以水泡軟，切丁；香菜洗淨，剁碎備用。

❷ 油入鍋加熱，放入洋蔥、香菇炒香，放入胡蘿蔔丁、玉米粒、青豆仁拌炒至熟。

❸ 將蠔油、糖、太白粉先一起調勻，倒入作法❷中，以小火拌炒均勻即可。

營養師叮嚀 青豆仁可以維持血液鹼性，讓血中有毒物質盡快排除。

芝麻牛蒡絲

06

♥ 材料：

牛蒡......................................1條
黑芝麻..............................2小匙
白芝麻..............................2小匙
油......................................2大匙
醬油..................................1小匙
醋......................................1大匙
糖......................................2大匙
鹽......................................1小匙

♥ 作法：

❶ 牛蒡洗淨、去皮，切絲，浸泡於鹽水中約三十分鐘，以去除澀味，撈起瀝乾水分；黑芝麻、白芝麻以小火乾炒約一分鐘備用。

❷ 油入鍋加熱，放入作法❶的牛蒡絲與醬油、醋、糖、鹽，一起快炒至熟，起鍋盛盤，撒上黑芝麻與白芝麻即可。

營養師叮嚀 牛蒡所含的木質素，可以加速腸道蠕動，有預防便秘的功能。

南瓜湯

07

♥ 材料：

南瓜................................400公克
水......................................1000cc
鹽.......................................適量

♥ 作法：

❶ 南瓜去籽、洗淨，連皮切厚塊備用。

❷ 鍋中倒入水煮滾，放入作法❶的南瓜塊，以大火煮開，再轉小火煮至熟透，加鹽調味即可。

營養師叮嚀 南瓜含大量的水溶性纖維，可以增生腸道有益菌。

胡蘿蔔巧拌高麗菜

08

♥ 材料：

高麗菜............................200公克

胡蘿蔔............................200公克

薑..................................1/3小塊

香油..................................1大匙

鹽......................................少許

♥ 作法：

❶ 高麗菜洗淨，撕成小片；胡蘿蔔洗淨去皮，切絲；薑洗淨，切絲備用。

❷ 香油入鍋略加熱，放入作法❶的所有材料快速炒熟，加鹽調味即可。

營養師叮嚀 胡蘿蔔含胡蘿蔔素，可以保護腸胃黏膜細胞。

水果沙拉

♥ 材料：

蘋果......................................1顆
火龍果............................... 1/2顆
紅、黃小番茄.................各10顆
荔枝......................................5顆
草莓......................................3顆
優酪乳...............................1小瓶
蜂蜜..................................1小匙

♥ 作法：

❶ 蘋果、火龍果分別洗淨，去皮切丁；紅、黃小番茄洗淨，對半切開；荔枝洗淨，剝皮去籽；草莓洗淨，去蒂備用。

❷ 將作法❶盛盤，淋上優酪乳、蜂蜜，即可食用。

營養師叮嚀 ▸ 蘋果含果膠，可以增生腸道有益菌；蜂蜜有軟便的功效。

高麗菜桔多多

10

♥ 材料：

高麗菜 150公克
橘子 中型1顆
養樂多 1小瓶
冷開水 ....100c.c.

♥ 作法：

❶ 將高麗菜洗淨、撕片；橘子洗淨，若能連皮一起使用最好，剝成數瓣備用。

❷ 將作法❶的材料與養樂多、冷開水一起放入果汁機打成汁，即可飲用。

營養師叮嚀：高麗菜可以修復胃損傷，改善胃潰瘍。

腸胃病的預防與健康管理 / 醫學菁英社著 .
-- 一版 .-- 新北市 : 優品文化，2021.05 ;
252 面 ; 15x21 公分（Health ; 08）
ISBN 978-986-06127-5-2（平裝）
1. 胃腸疾病 2. 保健常識
415.52　　110000958

Health 08

腸胃病的預防與健康管理

編著　醫學菁英社
總編輯　薛永年
美術總監　馬慧琪
文字編輯　董書宜
美術編輯　黃頌哲
封面插畫　王甜芳

出版者　優品文化事業有限公司
地址　新北市新莊區化成路 293 巷 32 號
電話　(02) 8521-2523
傳真　(02) 8521-6206
信箱　8521service@gmail.com
（如有任何疑問請聯絡此信箱洽詢）

印刷　鴻嘉彩藝印刷股份有限公司

業務副總　林啟瑞 0988-558-575

總經銷　大和書報圖書股份有限公司
地址　新北市新莊區五工五路 2 號
電話　(02) 8990-2588
傳真　(02) 2299-7900

出版日期　2021 年 5 月
版次　一版一刷
定價　250 元

上優好書網　FB 粉絲專頁

Printed in Taiwan